大人の脳活ドリル＆血圧をラク〜に下げるいきいき生活60日

目次

高血圧の専門家
愛媛大学大学院教授
茂木正樹先生に聞いた

高血圧予防＆血圧をラク〜に下げる方法

認知症の専門家
日本認知症予防学会理事長
浦上克哉先生に聞いた

科学的に正しい認知症予防法

毎日の積み重ねで、認知症予防！ 60日間脳活ドリル

各問題の下には、健康チェック欄があります。体温・血圧・体重・食べたものを毎日メモして、体調管理や記憶の補助にお役立てください。詳しい記入方法は23ページに掲載しています。

高血圧の専門家
茂木正樹先生
に聞いた

ほうっておくと危険！ 自覚症状がない 高血圧

高血圧のおもな合併症

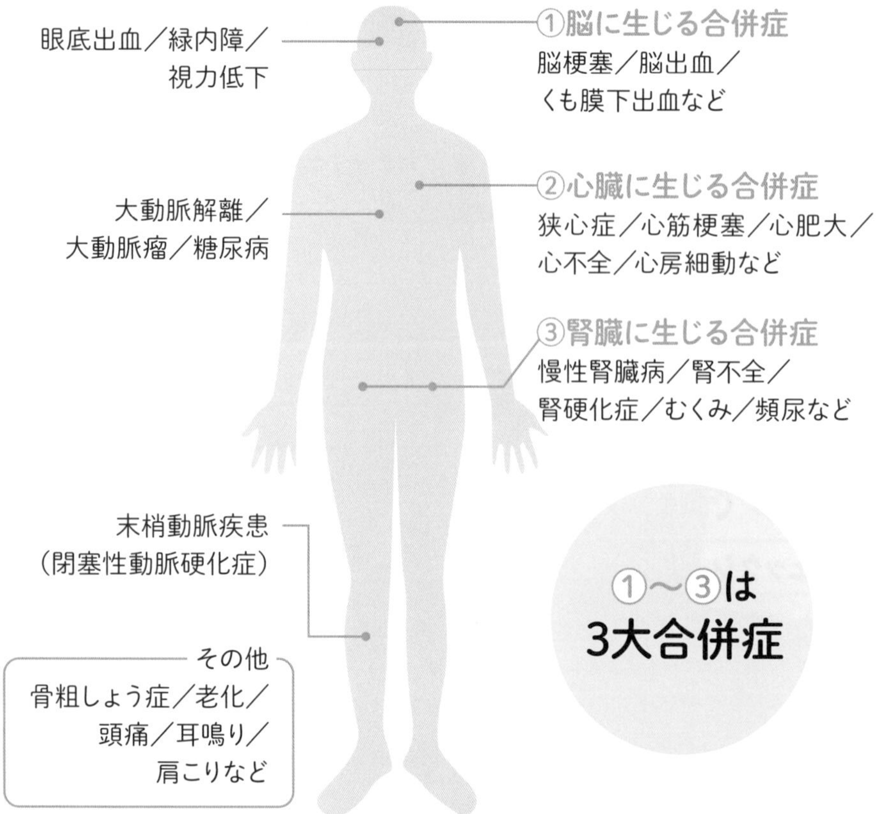

日本で患者数が最多！「静かなる殺し屋」

日常生活のなかで、自分の血圧についてどのくらい意識しているでしょうか。

友人との会話で高血圧の話題が出たり、健康診断で少し高めと言われたりしても、ふだんの生活には支障がないのでついつい放置している、という人もいるのではないでしょうか。

ところが、高血圧は「サイレントキラー（静かなる殺し屋）」とも呼ばれ、自覚症状がないにもかかわらず、あらゆる病気に深く関係しています。

高血圧の怖さは、命にかかわるさまざまな臓器障害をも引き起こすこと。日本では患者数がもっとも多い病気で、年間10万人以上、高血圧が原因で亡くなっています。

おもな合併症は上の図にあげていますが、じつは認知症の発症リスクの1つでもあります。

そこで本書では、高血圧の専門家で、高血圧と認知症の関係にも詳しい、愛媛大学大学院の茂木正樹教授にお話を聞きました。高血圧とはどんな病気で、放置するとどうなってしまうのかといったことから、ふだんの生活で気をつけたい習慣や予防法についてもご紹介します。

悪循環に陥りやすい 高血圧と動脈硬化

そもそも血圧とは、心臓から全身へ送り出された血液が、血管の壁を押す圧力のこと。心臓がポンプのように収縮と拡張を繰り返すことで発生します。

血圧の数値は、心臓から押し出される血液の量（心拍出量）と、血管のしなやかさ（血管抵抗）によって決まります。

一般的に「上の血圧」とよばれる数値は、心臓が収縮して血管にもっとも強い圧力がかかったときの値で、正式には「収縮期血圧」と呼ばれます。このとき、大動脈もふくらんで血液がたまります。

「下の血圧」は、心臓が拡張しているときに血管にかかる圧力の値で、「拡張期血圧」と呼ばれます。このとき心臓から血液は出ませんが、ふくらんでいた大動脈が元に戻り、そのあいだもゆっくりと血液が先に送られます。つまり心臓が1回収縮し拡張するごとに上の血圧と下の血圧が生まれ、血液が体全体にスムーズに送られるようになっています。

高血圧の大半は原因を1つに絞れないものですが、高齢になるとどうしても血管のしなやかさが失われていくため、血管の抵抗が増え、血圧が上がりやすくなります。こうした理由から、若いときはむしろ低血圧だった人でも、加齢により血圧は高くなる傾向にあるため、注意が必要です。

また、高齢でなくても、高い血圧を放置すると、血管の壁に強い圧力がかかり続けます。すると壁が傷つき、何度も傷つくことで壁が厚くなって血栓ができやすくなったり、壁がもろくなって破れやすくなったりします。これが動脈硬化と呼ばれる状態です。動脈硬化が進むと血圧はさらに高くなるという悪循環に陥ります。

「血圧高め」は高血圧？最新の診断基準とは

では具体的に、どのくらい血圧が高いと高血圧に該当するのでしょうか。

上の血圧が140㎜Hg以上の場合、または下の血圧が90㎜Hg以上の場合、あるいはこれらの両方を満たす場合に高血圧と診断されます。つまり上の表で見ると「Ⅰ度高血圧」から下が高血圧とされます。

「正常高値血圧」と「高値血圧」は、いわゆる高血圧予備軍で「血圧が高め」の状態。すぐに治療の必要はないものの、放置すると動脈硬化が進行し脳卒中や心臓病、腎臓病など重大な病気になる危険性が高まります。

また、数値が正常でも「隠れ高血圧」などと呼ばれ、見逃しやすい高血圧のタイプもあるため要注意。

表中の「診察室血圧」と「家庭血圧」とは、その名のとおり測定した場所により数値を区別したもので、隠れ高血圧の診断にも関係しています（詳しくは6ページ）。

成人における血圧値の分類

分類	診察室血圧		家庭血圧	
	収縮期血圧	拡張期血圧	収縮期血圧	拡張期血圧
正常血圧	<120 かつ <80		<115 かつ <75	
正常高値血圧	120-129 かつ<80		115-124 かつ <75	
高値血圧	130-139 かつ／または 80-89		125-134 かつ／または 75-84	
Ⅰ度高血圧	140-159 かつ／または 90-99		135-144 かつ／または 85-89	
Ⅱ度高血圧	160-179 かつ／または 100-109		145-159 かつ／または 90-99	
Ⅲ度高血圧	≧180 かつ／または ≧110		≧160 かつ／または ≧100	
（孤立性）収縮期高血圧	≧140 かつ <90		≧135 かつ <85	

表中で、「Ⅰ度高血圧」以上であれば「高血圧」とされる。
「正常高値血圧」と「高値血圧」は、いわゆる「高血圧予備軍」で、「血圧が高め」の状態。

出典◎日本高血圧学会『高血圧治療ガイドライン2019』

高血圧の専門家
茂木正樹先生
に聞いた

近年明らかになった 血圧と認知症の コワい関係

小さな脳卒中が認知症を進行させる

前のページでは、高血圧が認知症の発症リスクの1つであることに触れましたが、なぜ高血圧が認知症に関係しているのでしょうか。

それは、脳梗塞や脳出血といった、脳の血管障害の原因となるからです。

これまでの研究で、高血圧との関連性が明らかになっている認知症の1つに、脳血管性認知症があります。

脳血管性認知症とは、脳卒中により脳の細胞がダメージを受け、記憶障害や認知機能障害（言葉、動作、計算、学習、判断能力などの障害のこと）を起こす病気です。

脳卒中は脳梗塞、脳出血、くも膜下出血の3つの脳血管疾患の総称で、高血圧によって脳の血管の動脈硬化が進行することで起こりやすくなります。

脳の血管に、詰まったり破れたりといった障害が起こった結果、周囲の神経細胞に栄養がいかなくなります。すると神経細胞はダメージを受けたり死滅したりするため、脳機能の低下を招くのです。

たとえば、詰まったり破れたりするとすぐに救急車で運ばれるような症状が出るほど太い血管ではなく、細い血管で小さな脳卒中がいくつも起こる場合も。そうした場合には、じわじわと脳の状態が変わっていき、時間をかけて脳機能の低下が進行していくこともあるのです。

また最近では、認知症の一種で、もの忘れなどの症状で始まるアルツハイマー病も、高血圧との関連性が複数報告されています。たとえば長期間の高血圧で血管の障害が進み、数十年先

介護が必要になった要因

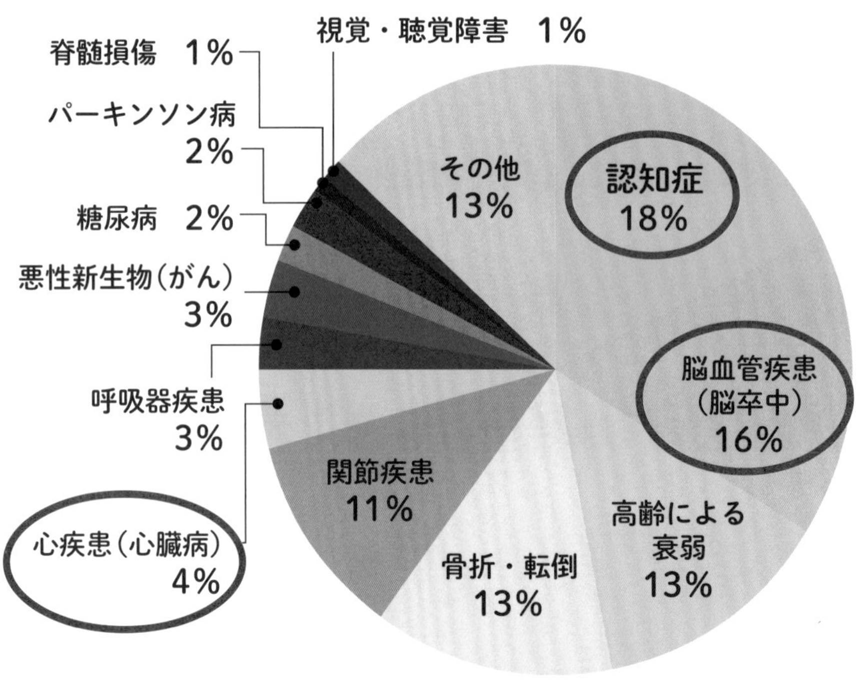

出典◎厚生労働省「2019年 国民生活基礎調査」第18表 要介護度別にみた介護が必要となった主な原因の構成割合

生活習慣病のイメージ

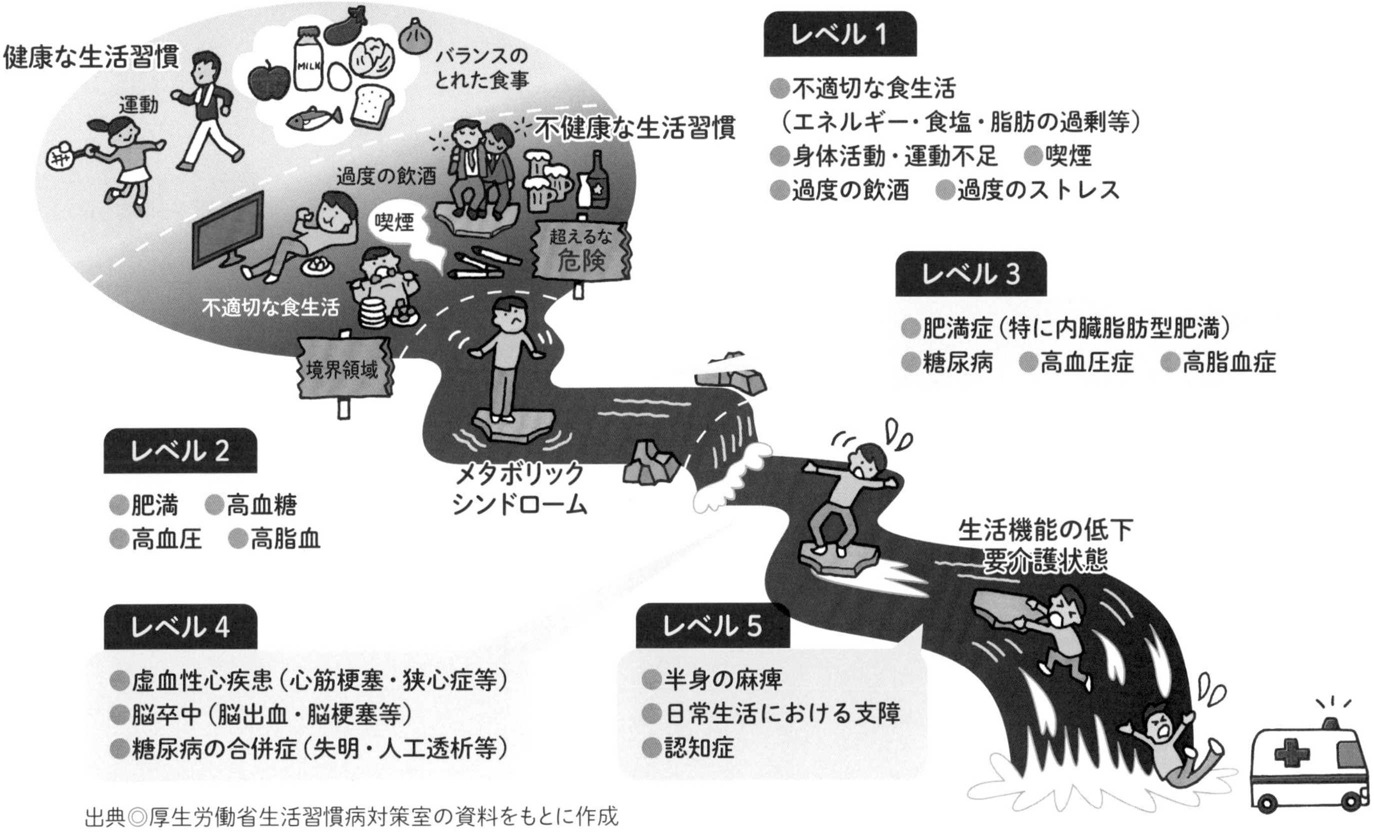

出典◎厚生労働省生活習慣病対策室の資料をもとに作成

に認知機能低下が起こる可能性も。実際、中年期（45～65歳）の高血圧は高齢期（66歳以上）の認知機能低下の危険因子となることがわかっています。

　つまり、より若い年齢からの血圧対策は、認知症予防の観点からも望ましいと言えます。

　近年、こうした認知症と高血圧の関係についての論文が増加していることからも、その注目度の高さがうかがえます。

要介護状態に向かう流れに乗らないために

　右の円グラフを見ると、介護が必要になった原因としてもっとも多いのは「認知症」です。

　そのほかにも、「脳卒中」や「心臓病」など、血圧に起因する病気の割合が多くなっています。

　また「骨折・転倒」のなかには、高血圧治療のために服用した降圧剤によるふらつきが、原因の一部として含まれる可能性も考えられます。

　こうしたデータからも、高血圧が私たちの健康に深くかかわっていることがわかります。

　ところが、現在日本に約4300万人いるとされる高血圧患者のうち、適切に血圧がコントロールされているのは、わずか1200万人程度と考えられています。残りの3100万人のなかには、治療をしても目標の血圧に達していない人以外に、自分が高血圧であることを知らない人、知っていても治療していない人もかなり含まれます。

　これは自覚症状があまりないために、危険性を感じていないというのが大きな理由の1つであると言えるでしょう。

　上のイラストは、生活習慣病の進行をイメージ化したもの。いつのまにか命にかかわる大きな病気に続く流れに乗らないよう、元気なうちに自分の状態を知り、対策することが大切です。

高血圧の専門家
茂木正樹先生
に聞いた

正常値でも注意！ 隠れ高血圧に気をつけろ！

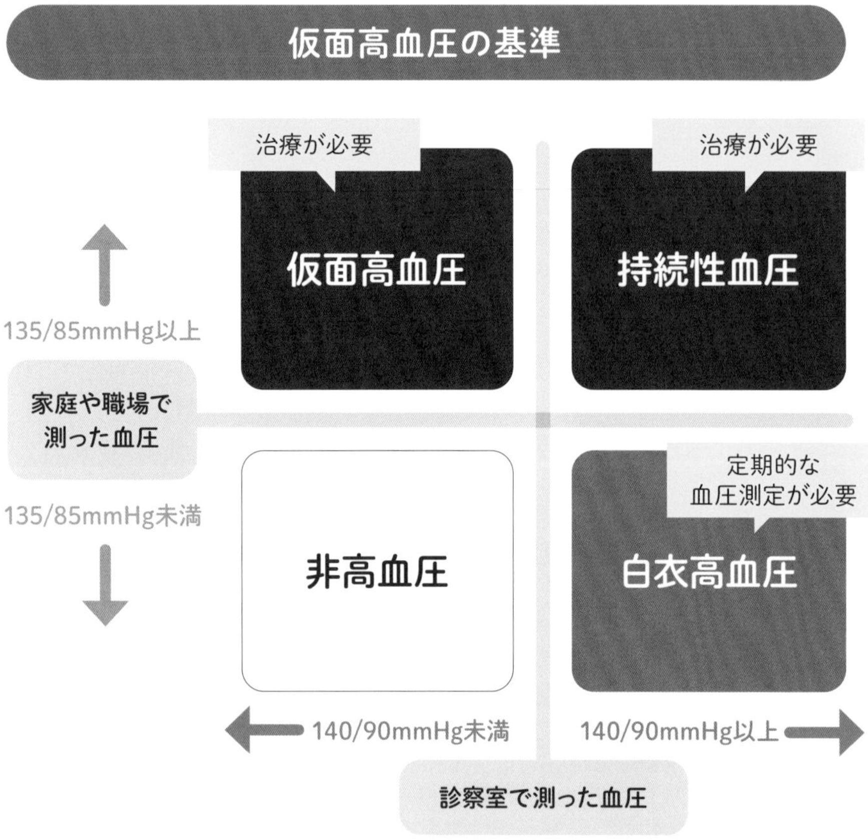

出典◎日本高血圧学会『高血圧治療ガイドライン2019』

健診では見つからない高血圧のタイプ

　近年の高血圧治療において、診察室で測った診察室血圧と、家庭で測った家庭血圧の数値に差がある場合には、家庭血圧が優先されるようになっています。家庭血圧がより重要視される理由は、家庭で測定しないと明らかにならないような、隠れた高血圧があることがわかってきたためです。

　診察室血圧だけでは実態が把握できない高血圧には、家庭血圧は高くないのに診察室血圧が高い「白衣高血圧」と、それとは逆に、診察室血圧は高くないのに家庭血圧が高い「仮面高血圧（隠れ高血圧）」があります。それぞれの判断基準は上の表のとおりです。

　白衣高血圧は、診察室という環境に緊張して一時的に血圧が上昇するために起こると考えられるものです。医師や看護師の白衣を見ると血圧が上がることからこう呼ばれています。

　一時的な上昇なら問題ないように思えますが、白衣高血圧の人の経過を追跡した研究から、白衣高血圧の5人に1人は、3年以内に家庭血圧も高血圧になることが明らかになっています。つまり、緊張で高血圧と判定される値まで血圧が上がってしまうこと自体が、すでに高血圧の始まりを示唆していることがわかったのです。

　また、白衣高血圧の人は糖尿病のリスクも大きくなります。きちんと家庭血圧を測り、経過を注意深く観察する必要のある高血圧と言えます。

　いっぽうの仮面高血圧は、健診などで見つけられない高血圧で、診察室での測定では本当の顔がわからない（高血圧が仮面をつけている）ことからこう呼ばれています。

肥満の人やアルコールを多く飲む人、喫煙歴の長い人、職場や家庭でのストレス度が高い人、食塩を多くとる人などに多く見られます。

　また、診察室血圧が「高値血圧」（血圧が高め）に該当する人のうち、およそ半数は実際には仮面高血圧であると考えられています。さらに、仮面高血圧は、すでに高血圧の治療を受けて降圧剤を服用している人のなかにも少なからずいることが明らかになっています。

病気との関連性も高い仮面高血圧

　仮面高血圧は、どの時間帯の血圧が高いのかによって、さらに3つのタイプに分類されます。正常な血圧の人でも、血圧はつねに一定ではなく、1日のうちに就寝中は下がり、起床するとやや上がるといった変動があります。ところが、仮面高血圧の3つのタイプはそれぞれ、下のグラフのような血圧変動が起こります。

　早朝高血圧は、起床直後の血圧が高いタイプ。昼間は正常血圧に戻るため、健診や外来での測定では発見されません。血圧の急変動は、血管にダメージを与えて動脈硬化を招き、起床時に脳卒中や心筋梗塞などの脳心血管病の発作を起こす危険性が高くなります。

　昼間高血圧は、職場高血圧とも呼ばれ、日中に血圧が上がるタイプ。職場や家庭などで強いストレスにさらされることで血圧が上がります。とくに肥満の人や、高血圧の家族がいる人に多いことが知られています。職場を離れてストレスから解放されると正常値となるため、健診や朝晩の家庭血圧測定でも見つけることができません。このタイプを発見するには、職場で血圧を測定する習慣をもつことがもっともよい方法です。

　夜間高血圧は、本来下がるはずの夜間の血圧が、十分に下がらないタイプ。夜に脳卒中や心筋梗塞を起こす危険性が高いため注意が必要です。腎臓に持病のある人や糖尿病の人、不眠症や睡眠時無呼吸症候群などの睡眠障害がある人、食塩を多くとる人などに多く見られます。昼間の高血圧よりも脳卒中や心筋梗塞との関連性が高く、認知機能にも影響を与えることが明らかになっています。

仮面高血圧の3つのタイプ

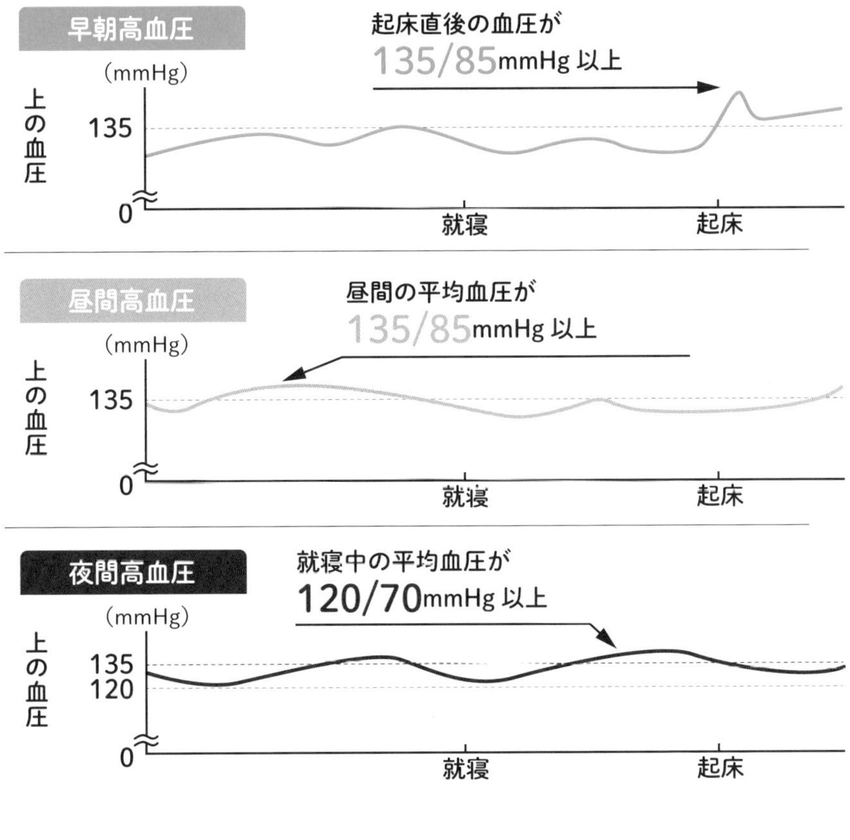

高血圧の専門家
茂木正樹先生に聞いた

ラク～な血圧対策 1

減塩など、食事で気をつけたいポイント

多くの病気に関係が深い食塩摂取量を減らそう

薬の服用以外に高血圧の予防や改善に有効な手段としては、減塩、減量、運動、節酒、食事パターンの見直し、禁煙などに加え、防寒や情動ストレスのコントロールなど、多くの方法があります。

なかでも本書では、最優先で取り組みたいものとして、減塩と運動に注目しました。

塩分のとりすぎは高血圧だけでなく、脳卒中、心臓病、腎臓病などの要因となり、胃がんや骨粗しょう症、尿路結石などのリスクとなることがわかっています。日本人を対象とした研究では、食塩摂取量が多いほど脳卒中のリスクが増加するという報告もあります。

1つに集中するよりも組み合わせて効果アップ

高血圧の人の食塩摂取量は1日6g未満が目標です。ただし、急に厳しい減塩をすると体調を崩すこともあるため、少しずつ行うことがポイントです。

下のグラフは、生活習慣の修正でどれくらい血圧が下がるかを示したものですが、1つずつを見ると、あまり効果が大きいと感じられないかもしれません。

ところが、いくつかを並行して行うことで、大きな降圧効果が期待できるのです。減塩しながら運動するなど、組み合わせて取り組むことをおすすめします。

また、つらいことは長続きしませんから、我慢ばかりせず、ラクに取り組める方法を見つけることが大切です。

日本高血圧学会減塩委員会のウェブサイト※では、おいしい減塩食がたくさん紹介されています。血圧が正常な人も、食塩摂取量を減らすことは病気のリス

生活習慣修正でどれくらい降圧できるか

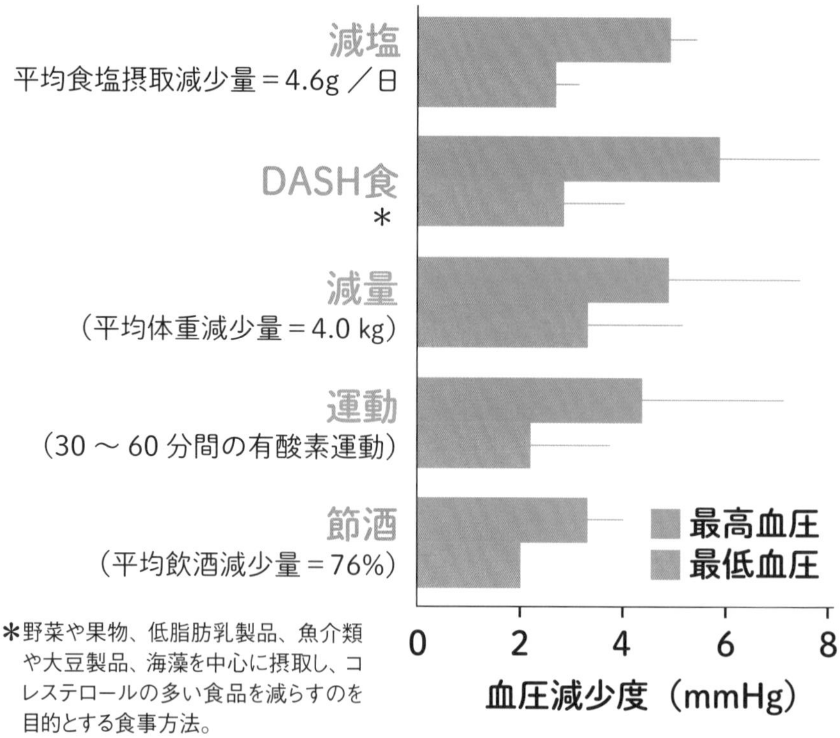

＊野菜や果物、低脂肪乳製品、魚介類や大豆製品、海藻を中心に摂取し、コレステロールの多い食品を減らすのを目的とする食事方法。

出典◎日本高血圧学会『高血圧治療ガイドライン2019』

※ https://www.jpnsh.jp/general_salt.html

クを減らすことにつながるため、ぜひ参考にしてみては。

改善に取り組むやる気が起きない、という人も、まずは自分の塩分摂取傾向を客観的にチェックしてみましょう。実際に自分がどれくらいの食塩を摂取しているのかを把握することはとても困難ですが、下のシートを活用してみてください。

みそ汁、漬物などの高塩分食品7項目を食べる頻度、食べ方や家庭の食事傾向などの質問に答えていけば、減塩のポイントがわかるようになっています。

ふだん自分がよく食べる食品や調味料に含まれる塩分量を把握しておくことも大切です。

2020年4月以降に製造された一般向け加工食品には、食塩相当量が必ず表示されているので、チェックする習慣をつけましょう。自分の今の状態を知り、少しでも意識することが、減塩への第一歩です。

あなたの塩分チェックシート

当てはまるものに○をつけ、最後に合計点を計算してください。

		3点	2点	1点	0点
これらの食品を食べる頻度	みそ汁、スープなど	1日2杯以上	1日1杯くらい	2〜3回／週	あまり食べない
	漬物、梅干しなど	1日2回以上	1日1回くらい	2〜3回／週	あまり食べない
	ちくわ、かまぼこなどの練り製品		よく食べる	2〜3回／週	あまり食べない
	あじの開き、みりん干し、塩鮭など		よく食べる	2〜3回／週	あまり食べない
	ハムやソーセージ		よく食べる	2〜3回／週	あまり食べない
	うどん、ラーメンなどの麺類	ほぼ毎日	2〜3回／週	1回以下／週	食べない
	せんべい、おかき、ポテトチップスなど		よく食べる	2〜3回／週	あまり食べない
しょうゆやソースなどをかける頻度は?		よくかける（ほぼ毎食）	毎日1回はかける	時々かける	ほとんどかけない
うどん、ラーメンなどの汁を飲みますか?		すべて飲む	半分くらい飲む	少し飲む	ほとんど飲まない
昼食や外食やコンビニ弁当などを利用しますか?		ほぼ毎日	3回くらい／週	1回くらい／週	利用しない
夕食で外食やお惣菜などを利用しますか?		ほぼ毎日	3回くらい／週	1回くらい／週	利用しない
家庭の味付けは外食と比べていかがですか?		濃い	同じ	薄い	
食事の量は多いと思いますか?		人より多め		普通	人より少なめ
○をつけた個数		3点× 個	2点× 個	1点× 個	0点× 個
小計		点	点	点	0点
合計点					点

チェック✔	合計点	評価
	0〜8	食塩はあまりとっていないと考えられます。引き続き減塩をしましょう。
	9〜13	食塩摂取量は平均的と考えられます。減塩に向けてもう少し頑張りましょう。
	14〜19	食塩摂取量は多めと考えられます。食生活の中で減塩の工夫が必要です。
	20以上	食塩摂取量はかなり多いと考えられます。基本的な食生活の見直しが必要です。

監修◎社会医療法人製鉄記念八幡病院理事長 土橋卓也さん、管理栄養士 山崎香織さん

高血圧の専門家
茂木正樹先生に聞いた

ラク～な血圧対策 2

運動、睡眠など、日常で気をつけたいポイント

まずは20分の散歩から活動量を増やす工夫を

高血圧症を改善するための運動として、厚生労働省の情報サイト「e-ヘルスネット」や高血圧治療ガイドラインでは、ウォーキング（速歩）・ステップ運動・スロージョギング・ランニングなどの有酸素運動が推奨されています。

運動の強さは、あまりきついと運動中に血圧が上がる可能性があるため、高血圧の人は、ややきつい程度にとどめることとされています。

時間は毎日30分以上、または週180分以上が目安です。

ただし、これらはあくまでも運動に慣れてきたときの目安と考え、自分に合った方法で少しずつ慣らしていくことが重要です。

そうはいっても、ふだんから運動習慣がない人や運動が苦手な人にとって、運動に取り組むこと自体、なかなかハードルが高いのではないでしょうか。

そんな人はまず、少し散歩してみるだけでも大丈夫です。15～20分程度、家の周りを散歩することから始めてみましょう。

ほかにも、掃除の頻度を上げる、少し遠くまで買い物に行くなど、生活のなかで、こまめに活動量を増やす意識を持つだけでも、かなり変わります。行ったあと、「楽しくてスッキリしたな」と感じられるレベルで、自分の体と相談しながら行うのがおすすめです。

まずは気負わずに体を動かす習慣をつけることが大切。高血圧だけでなく、生活習慣病の予防や改善にもつながります。

急激な気温変化と睡眠不足に要注意

運動のほかに生活のなかで気をつけたいポイントとして、気温差の大きい環境を避けるということがあげられます。とくに冬場は、トイレや風呂場が寒いと、暖かい部屋から移動したときに急激な血圧変動が起こり、危険です。夏場でも、たとえば風呂あがりに、暑いからとすぐに冷房の効いた部屋に飛び込まず、終始ゆったりと行動するように心がけるとよいでしょう。

また入浴の際は、40℃以上の

高血圧症を予防するための運動の実演動画

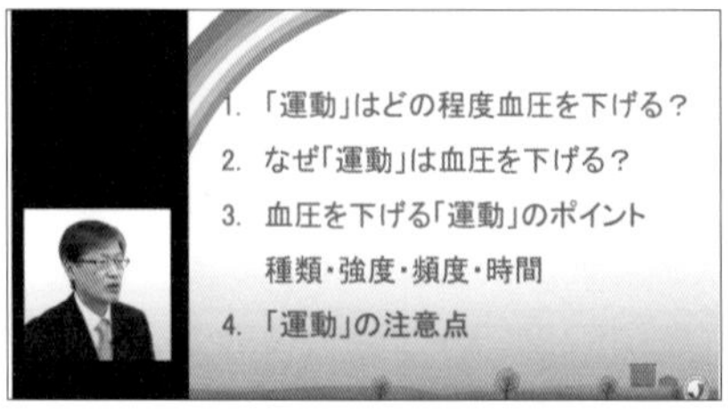

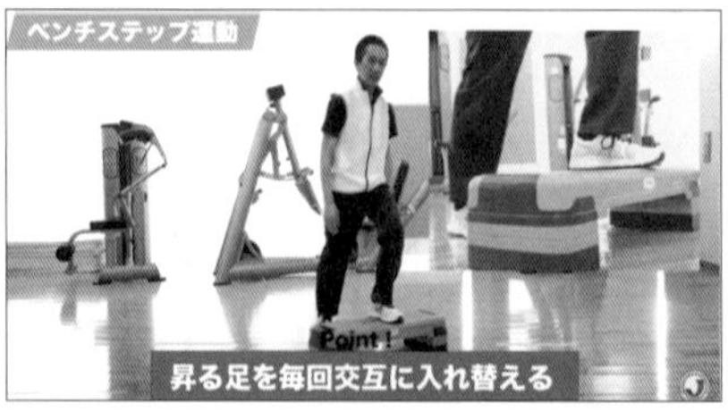
ベンチステップ運動
Point！
昇る足を毎回交互に入れ替える

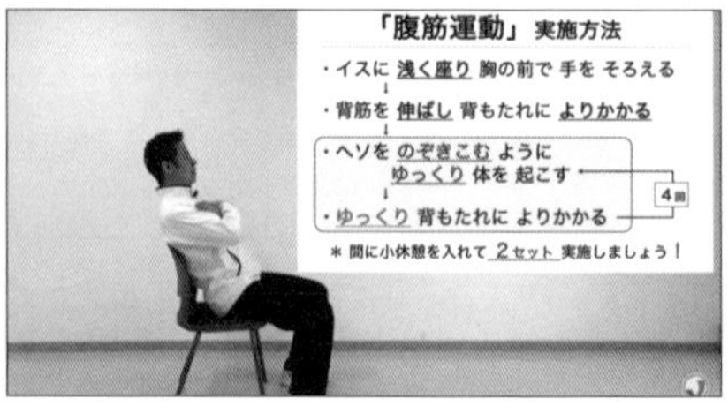

日本高血圧学会は、高血圧予防体操のやり方を動画で公開中。実演方法や実施の際の注意点はもちろん、運動の効果やポイント、なぜ運動が血圧を下げるのかといった解説なども見られる。

サイトURL

https://www.youtube.com/watch?v=-yKt4Wks1js

熱い湯に入ることや、急に立ち上がることなどは控えましょう。
　自分は大丈夫だと思っていても、隠れ高血圧の場合もあるため、こうした行動は危険です。
　また、睡眠も重要です。睡眠の質と量が落ちると、7ページで紹介したような夜間高血圧などにもつながります。
　さらに睡眠は、認知症予防の観点からも重要です。脳内には、寝ているあいだに脳の老廃物を排出するシステムがあり、認知症の原因物質もそれによって排出されます。そのため、睡眠がうまくとれていない状態が続くと、認知症になるリスクも高まるというわけです。
　近年では、新型コロナウイルス流行の影響で生活習慣病が増えたという報告もあります。家にこもりがちになったことで、運動不足やストレスによる過食、健診の自粛や延期などが増えたことが影響していると考えられます。
　コロナ禍以前の生活と比べて、大きく変わってしまった習慣はないか、振り返ってみることも大切かもしれません。

服薬中でも油断は禁物 最新の血圧を知ろう

　たとえ血圧を下げる薬をのんでいても、通院していても油断は禁物です。血圧はつねに変わるものなので、自分の最新の血圧を言えるようにしておくのが望ましいでしょう。まずは自分の状態を知ることが大切です。
　健康診断で問題がなく、日常生活にも支障がないから大丈夫と思わずに、ぜひこれを機会に、家庭での血圧測定を始めてみてください。家庭血圧の測定方法は上のとおり。ポイントを守って、正しい数値を把握できるようにしましょう。
　減塩や運動など、よいとわかっている習慣でも、取り組むまでが大変なものです。やる気が起きないという人は、小さな目標をいくつか紙に書いて、見えるところに貼ってみるのもおすすめです。今週はこれだけ、と決めて1週間だけ挑戦してみると、意外と気分がよかったり、体の変化を感じたりできて、案外長続きするものです。
　初めから完璧をめざさず、ラク〜な気持ちで長く続ける対策を、今日から始めましょう。

正しい血圧測定のポイント

室温と姿勢

22〜23℃の快適で静かな部屋で、背もたれつきのイスに座ってリラックス。

測定のタイミング

朝

起床から1時間以内に。トイレを済ませ、朝食や服薬、喫煙の前に測る

晩

夕食や入浴を済ませ、「あとは寝るだけ」というタイミングで測る

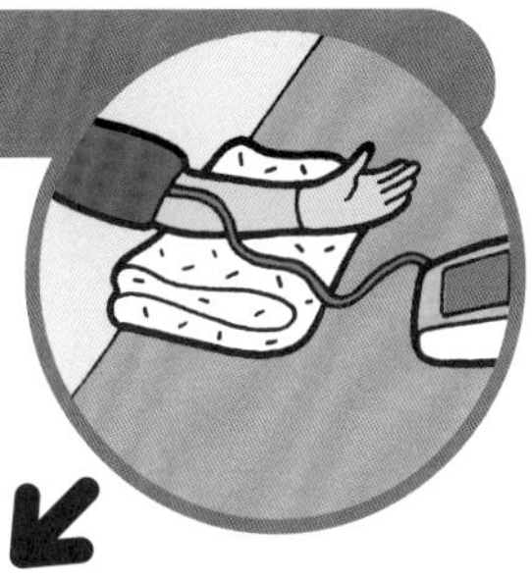

高さが合わないときは前腕の下にタオルを入れたり、イスに座布団を敷いたりして調整する

測定部位

素肌または薄着の上から、カフ(腕帯)の中心が心臓の高さ(乳頭付近)になるよう上腕に巻く。カフがひじにかからないよう注意する

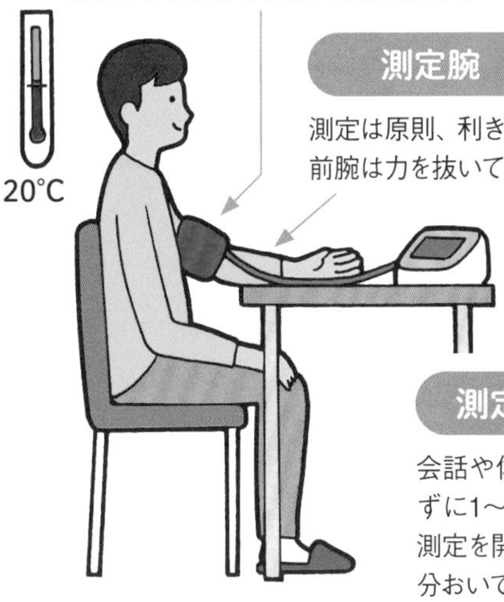

測定腕

測定は原則、利き手と反対の腕で。前腕は力を抜いて机に置く

測定前・測定中

会話や体動を控え、足を組まずに1〜2分安静にしたあと、測定を開始。測定後、さらに1分おいて2回目を測定

認知症の専門家
浦上克哉先生
に聞いた

認知症を招く12のリスク因子と、リスクを上げないための3つの習慣

認知症は、ようやく予防できる時代に

ほんの10年ほど前までは、認知症は予防できない病気であると考えられていました。しかし近年の研究では、科学的に正しい認知症予防の方法が明らかになっています。

4ページで示された高血圧と認知症の関係のように、認知症につながるさまざまな要因がわかってきたためです。

認知症の発症原因は多くありますが、現時点で確実性の高いリスク因子として指摘されているのが、次の12項目です。

難聴（8％）、**社会的孤立**（4％）、**抑うつ**（4％）、**喫煙**（5％）、**大気汚染**（2％）、**高血圧**（2％）、**糖尿病**（1％）、**肥満**（1％）、**運動不足**（2％）、**頭部外傷**（3％）、**過剰飲酒**（1％）、**知的好奇心の低さ**（7％）

それぞれに示した割合をすべて合計すると40％となり、12のリスク因子すべてを取り除くことができれば、認知症の40％は予防できると言えます。

これらの12項目は、現時点で科学的な根拠のある、確実なものだけをあげた数字です。ですから、残りの60％についても、今後さらに研究が進めば、予防することができるリスク因子がどんどん解明されていくことでしょう。

たとえば注目を集めているのが「睡眠」です。良質な睡眠がとれている人は、アルツハイマー型認知症の原因となる物質が脳にたまりにくいという研究結果があり、睡眠の質を向上させることが認知症の予防につながる可能性が示されています。

さらに研究が進み、確実な証明ができればリスク因子の1つに加わるのではと考えられます。

12のリスク因子と3つの習慣の関係

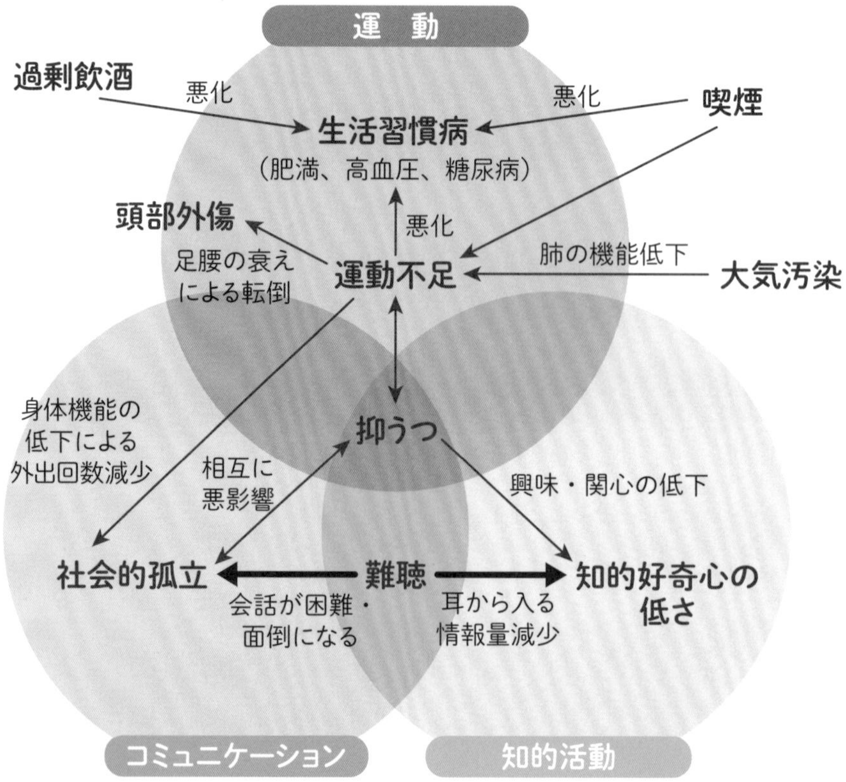

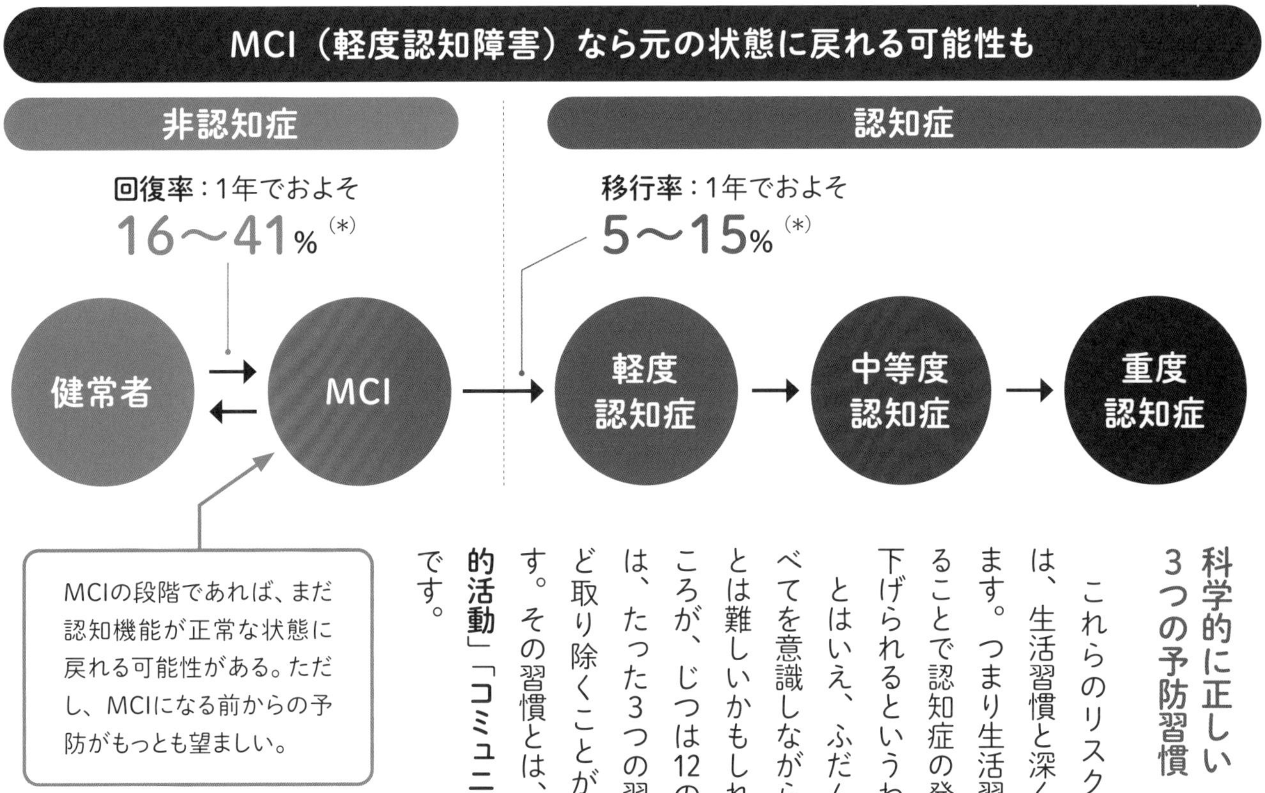

*日本神経学会監修
『認知症疾患診療ガイドライン2017』
CQ4B-2, 147

科学的に正しい3つの予防習慣

これらのリスク因子の大半は、生活習慣と深く関係しています。つまり生活習慣を改善することで認知症の発症リスクは下げられるというわけです。

とはいえ、ふだんから12個すべてを意識しながら生活することは難しいかもしれません。ところが、じつは12のリスク因子は、たった3つの習慣でほとんど取り除くことができるのです。その習慣とは、**「運動」「知的活動」「コミュニケーション」**です。

右ページの図は、12のリスク因子と3つの習慣の関係を示したもので、リスク因子のほとんどが「運動」「知的活動」「コミュニケーション」の3つの円でカバーできることが、視覚的にわかると思います。

現代医学では、認知症がいちど発症してしまうと、発症前の状態に戻すこと（完治）はできません。進行のスピードを遅くすることはできても、確実に症状は進行していきます。だからこそ、早期発見と予防が大切。3つの習慣については、14ページから具体的な方法とともにご紹介します。ぜひご自分の生活に、無理なく取り入れてみてください。

認知症予防のカギは「MCI」にあり

認知症の予防対策は早くから取り組むほど効果的ですが、とくに真剣に取り組むべきタイミングがあります。それが、MCI（軽度認知障害）です。

なにかとものの忘れや失敗が増えたけれど、日常生活に困るほどではないという状態のことで、認知症予備軍とも言えます。

この状態を放置すると、およそ1年で5～15％の人が認知症を発症しますが、予防対策を続ければ、16～41％の人は健常に戻ることができるのです。

つまり、“ギリギリ認知症ではない境界ライン”であるMCIの状態を見逃さずに予防対策を始めることが、認知症を防ぐ最後の砦とも言えます。

自分がMCIであることを早めに発見するには、日常生活での変化や違和感に敏感になることが必要です。以前はすんなりとできていたことに時間がかかるようになった、難しく感じるようになったなど、自分の変化を見逃さずに「もしかして？」と疑ってみることが大切です。

認知症の専門家
浦上克哉先生
に聞いた

認知症予防のための習慣の1つ「知的活動」の効果的な実践ポイントは、楽しんで続けること

自分の認知症リスクをチェックしてみよう

前のページでは、認知症を招く12のリスク因子についてご紹介しました。これらを優先的に対策することが効果的な認知症予防法だと言えます。

そのためには、今の自分にどんなリスク因子が当てはまっているかを知り、それを取り除く生活習慣に変えていく必要があります。また、現時点では自分に当てはまっていないリスク因子についても、今後も該当してしまうことがないように、日々の生活のなかで意識していくことも大切です。

下のチェックリストは、認知症リスクのチェックポイントをあげたものです。現在のご自分の認知症リスクを知る手がかりになります。

それぞれ生活習慣やコミュニケーション、心と体の健康、知的活動など項目ごとに整理しています。とくにチェックが多くついた項目があれば、「運動」「知的活動」「コミュニケーション」の3つの習慣のうち、まずはどれを優先的に取り組むべきかの指標にしてみてください。3つの習慣は左のページから詳しくご紹介していきます。

認知症リスクチェックリスト

生活習慣

- □ ふだんから運動不足である
- □ 外出するのがおっくうだ
- □ お酒を飲みすぎてしまいがち
- □ 喫煙者である
- □ 食事の栄養バランスが悪い
- □ 大気汚染のある環境で生活している

コミュニケーション

- □ 知らない人と話すのは面倒に感じる
- □ だれともしゃべらない日がある
- □ だれとも会わない日がある
- □ とくに社会的な役割を持っていない

心の健康

- □ 気分がひどく落ち込む日がある
- □ 興味や喜び、やる気を感じない

体の健康

- □ メタボ体型で太っている
- □ 糖尿病を患っている
- □ 高血圧である
- □ 耳が遠い、聞こえにくい、難聴
- □ 脂質異常症である
- □ スポーツや事故で頭を強く打った経験がある

知的活動

- □ 新しいことを始めるのは面倒
- □ 小さなころから勉強をしてこなかった
- □ 自分の得意でないことには興味がわかない
- □ これといった趣味がない

8つの認知機能をまんべんなく鍛えよう

認知症予防のための3つの習慣のうち、まずは「知的活動」について詳しく解説します。知的活動とは、認知機能を刺激する活動のことです。認知機能には、左の表にあげたように「注意力」「思考力」など、さまざまなものがあります。

8つの認知機能とその特徴

認知機能の種類	解説
視空間認知力	空間の全体的なイメージをつかむ
注意力	1つのことを続けたり、複数のものから特定のものを見つけたり、同時に注意を向けたりする
近時記憶力	あることを記憶し、いったんそのことを意識しないようになったあとにまた思い出す
作業記憶力	何かの作業を行うときに、頭の中に必要な情報を置いておく
計算力	数を理解して足し算、引き算、掛け算、割り算といった計算をする
思考力	観察や記憶によって頭の中に蓄えられた情報を整理したり、結合して新しい関係を作り出したりする
遂行力	物事を計画したり、優先順位をつけて効率的に進めたりして、目的を成し遂げる
判断力	物事を正しく認識し、目的や条件に応じて必要なものを選ぶ

私たちは日常生活のなかで、無意識にこうした数多くの認知機能を駆使しているため、認知症予防にはこれらの認知機能をまんべんなく鍛えることが大切です。

知的活動の例は、日記を書く、新聞を読むといったことなど。また、俳句や短歌、絵画、手芸などの創作活動は、五感を働かせてアイデアを思いめぐらすことで、ふだんとは違う脳の神経細胞が活性化します。

パズルやゲームは頭の体操になりますし、楽器の演奏、歌、ダンスなどもおすすめです。農作業や料理も、手先と頭を同時に使うため認知症予防に効果的です。

次のページからは、こうした知的活動の具体的な内容について紹介していますので、ぜひ自分の興味に合う知的活動を取り入れてみてください。

脳の神経細胞は使わないと減り続ける

脳には100億個以上の神経細胞があるといわれています。ところが、日常生活で使う神経細胞はそのうちごくわずかです。使わない神経細胞は、毎日何万個も死んでいきます。

このこと自体は自然現象で、高齢になるほど神経細胞は少なくなります。こうした加齢による減少に、脳への何らかの障害が加わると、さらに大量の神経細胞が死に、認知機能が低下して認知症になります。

それを食い止めるのが、残った神経細胞の役割。スポーツにたとえるなら、レギュラー選手、つまり日常生活で使っている神経細胞に障害が起きたとき、控え選手がたくさんいることが大切なのです。代わりに登場して認知機能の低下を防ぐことができるためです。

ふだん使っていない神経細胞の控え選手を意識して使い、鍛えておくことが認知症予防のカギとなります。

脳トレパズルの習慣をつけよう

認知機能を刺激して、日常生活で使っていない脳の神経細胞を鍛えるために本書がおすすめするのが、パズルです。

24ページから、1日1ページ分、毎日異なる種類のパズルが載っています。60日間続けることで、前にあげた8つの認知機能をまんべんなく鍛えることができます。各パズルに期待できる効果については、21ページで解説しています。

また、各ページには血圧や体重といった健康状態や、食事内容などをメモできる欄も設けていますので、ちょっとした日記としてもご活用ください。

パズルに限らず、知的活動を行う際には、「自分が楽しいと感じて続けられるもの」を選ぶことが大切です。楽しく取り組めていると、脳の中で気分がよくなるホルモンが出るとともに、神経栄養因子も活発に出て、弱っている神経細胞を活性化させることが期待できます。

ただし、同じ種類の活動ばかりではなく、できれば自分が不得意と感じるものにも取り組んでみることをおすすめします。少し負荷をかけて、「がんばってやってみたら、できた!」という達成感が、とてもよい脳への刺激になります。

科学的に実証済みの「とっとり方式」とは

「とっとり方式認知症予防プログラム」とは、鳥取県・日本財団・鳥取大学が連携し、鳥取大学医学部の浦上克哉教授が中心となって開発した独自の認知症予防プログラムのことで、認知症予防に効果があることが実証されています。

「運動」「知的活動」「コミュニケーション」の3つの要素を取り入れた活動を週に1回行い、認知機能と身体機能の改善をめざす内容になっています。

MCIの人を対象にした実証実験では、活動を通して別人のように笑顔が増えて、MCIの状態から脱することができた人もいます。

鳥取県のウェブサイト(18ページ下参照)では、実際にとっとり方式で採用されている知的活動が紹介されていますので、ご自分に合った方法を探す参考にしてみてください。

知的活動で五感を上手に刺激する

知的活動の流れ

❶導入(10分)
まずは参加者全員で声を揃えて「今日は何年何月何日か」を答える。
次に、一言で答えられる簡単な質問
(今日の朝ご飯、最近の出来事、しりとりなど)を出題し、それぞれ答えてもらう。

❷個人で行う知的活動(15分)
パズルや計算、塗り絵など、一人でできる課題を行う。

❸全員で行う知的活動(20分)
みんなで頭を使って楽しめるゲームなどを行う。

❹感想(5分)
今回の教室について、
ポジティブに
振り返りを行う。

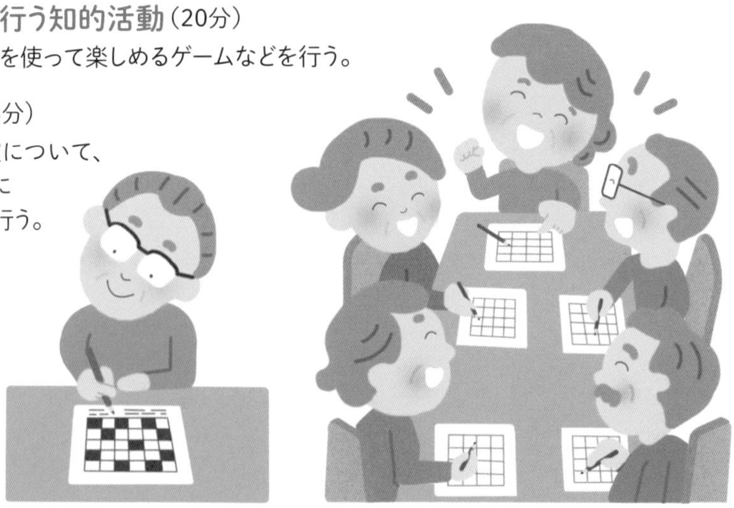

脳と手先を使って自分なりの創作を

パズル以外にも、ふだん使わない神経細胞を活性化するために効果的な活動に、創作活動があります。創作とは、自分の感性で自分なりの作品を生み出すこと。左のような活動があげられます。

創作的な趣味がない人は、ぜひ何かを始めてみましょう。認知症になると、道具の使い方やコツを覚えられないなど、何かを始めることに苦痛を感じることも。認知症やMCIになる前に、夢中になれる趣味を見つけておくことをおすすめします。

初めはハードルを低くして、上手下手などは気にせず、楽しめればよしとしましょう。大切なのは、楽しんで続けることです。そして、少しずつレベルアップをめざして発表の機会をつくったり、同好の仲間とのコミュニケーションの輪を広げたりすることも、認知症予防には効果的です。

認知症の予防効果を期待できる創作活動の例

絵画	陶芸	木工芸	編み物	アートフラワー
ポプリ	書道	写真	塗り絵	絵手紙
プラモデル	模型	ビーズアクセサリー	手づくり人形	洋裁
折り紙	刺繍	俳句	川柳	短歌

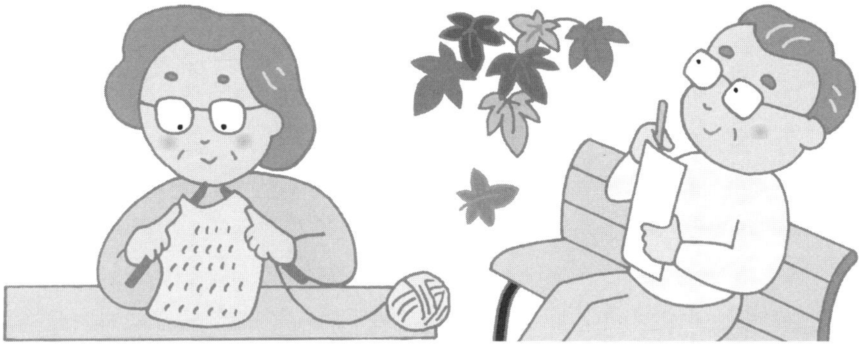

知的活動で五感を上手に刺激する

ダンス

手や足の運動をコーディネート（組み合わせて調整）し、コントロールする「コーディネーション・エクササイズ」は知的活動の要素もあり、体だけでなく神経系にも働きかける運動として効果的と考えられている。

音楽

歌いながら楽器を演奏するなど、2つの動作を同時に行うことが認知症予防につながるという報告がある。自然に体が動く、曲にまつわる過去の記憶が鮮やかによみがえる、といった音楽の作用は認知症の治療にも有効。

美術

絵やオブジェなどの作品を楽しみながら制作することは、五感をフルに刺激するため、対象物を認識する力を養うことができる。右脳が刺激され、続いて左脳や前頭葉まで刺激が届くことで、脳全体が活性化される。

認知症の専門家
浦上克哉先生
に聞いた

無理をせず、適度に行うのが大切 「運動」と「コミュニケーション」は元気なうちから習慣化を

毎日少しでも運動をしよう

運動は、脳の神経細胞の活性化や、生活習慣病対策、自分の力で日常生活を長く続けるための筋力や体力を維持するためにも有効です。

できれば1日30分以上、有酸素運動と筋力トレーニングの両方を行うのが理想です。

ただし、運動はやりすぎるとかえって筋力が落ちるなど、逆効果になる場合も。運動習慣のない人は、まずは15分でもいいので散歩から始めてみてください。その際、ただ歩くのではなく、歩数を数えて、決まった数がきたら早歩きをしたり、庭先や公園の花を見ながら歩いて名前を当てたり、香りを嗅ぎながら歩くのもおすすめです。

いつもの運動にちょっとしたゲーム的な要素を加えるだけで、体だけでなく脳も一緒に鍛えられます。

また、たとえば散歩から帰ってきたらパズルをやるなど、ほかの活動と組み合わせて日課を決めて取り組むと、習慣化しやすくておすすめです。

ほかにも、生活のさまざまな場面で、こまめに体を動かす機会を増やすだけでも運動量アップにつながります。たとえば風呂掃除や床の拭き掃除の回数を増やす、テレビを見ながら軽いスクワットをするなど、できることを探してみましょう。ふだんから歩きやすい靴を履いて、少し遠回りして歩いて買い物に行く、エスカレーターを使わずに階段を使うなども効果的です。短時間でも、毎日コツコツ続ければ十分な効果が期待できます。

前出の「とっとり方式認知症予防プログラム」での運動方法も、動画で見られますので、参考にしてみてください。

おしゃべり好きは認知症になりにくい

相手の話を理解し、適切な言

「とっとり方式認知症予防プログラム」における運動の流れ

●準備運動（10分）
深呼吸、肩甲骨運動、体幹回旋、骨盤運動、下肢ストレッチ

●有酸素運動、筋力運動（35分）
片足立位、足踏み、足踏みしながら認知課題を行う、椅子スクワット、サイドステップ、歩行

●整理体操（5分）
深呼吸、肩甲骨運動、体幹回旋、骨盤運動、下肢ストレッチ

実際の方法は、鳥取県のウェブサイトで動画が紹介されています。

とっとり式　検索

https://www.pref.tottori.lg.jp/item/1301016.htm

葉を選んで返答し、相手の表情にも気を配る。人との会話に必要なこうした複雑な作業は、脳の神経細胞を大いに刺激します。

　コロナ禍になり、思い切りおしゃべりを楽しむ機会が減ってしまったという人もいるかもしれません。電話やオンラインでもよいので、なるべく人と話す機会を設けましょう。

　ただし、いつもおなじみの友だちや仲良しグループ、家族との会話ばかりというのは、認知症予防の観点からするとあまりよくありません。気心の知れた人が相手だと、大体の返答が予想できてしまい、相手に気を使いながら話したり、想像力を使ったりすることが少なくなり、あまり頭を使わずに会話ができるためです。できるだけ年齢や立場の異なる人と、多少の緊張感を伴う会話ができると、脳の神経細胞はさらに活発化します。

　では、知らない人と話すのが苦手という人はどうしたらよいでしょうか。認知症予防のためだからと無理をするのは逆効果。苦手なことを無理やりするとストレスになり、脳に悪い影響を及ぼしてしまいます。

　そこで、上の表でコミュニケーションのコツをいくつかあげていますので、無理のない範囲で練習してみることをおすすめします。

　また、見落とされがちで意外と大切なのが、歯と口のメンテナンスです。歯が少ない、入れ歯が合っていないなどのトラブルがあると、発音が悪くなり、スムーズな会話の妨げに。歯周病が進行すると口臭がひどくなり、会話が楽しめなくなります。

　しっかりよく噛んで食べることで脳への血流が増え、認知症予防につながるという研究報告もあり、認知症予防に関係が深いポイントだと言えます。

楽しみながら習慣化する工夫を

　本書でご紹介した認知症予防の活動について、すでに知っていることが多いと感じた人もいるかもしれませんが、目新しい情報に飛びつくのではなく、科学的に正しい方法を習慣化することが大切です。

　ぜひ、自分なりに楽しみながら実践できる方法を探して、続けてみてください。

認知症予防のためのコミュニケーションのコツ

1日1回はだれかと話そう！

気心が知れた仲間と	楽しくてリラックスできる 脳はあまり使わなくても会話ができてしまう
あまり知らない人と	慎重に言葉を選び、敬意を持って対応する 必要がある、脳をフル回転させることができる
社会的な役割を持つ	会議や打ち合わせなどで積極的に発言する 脳をフル回転する機会になる

コミュニケーションが苦手な人は……

目標を小さくする	すれ違った人に挨拶、店員さんに 話しかける、孫に電話するなど、 少しがんばればできそうなことから挑戦する
目標達成の ハードルを下げる	「～しなければならない」ではなく、 「～できたらいいな」と考える
ペットとの コミュニケーション	ペットは言葉をしゃべれない分、こちらで いろいろ考えて世話をする必要がある ペットのストレスや感染などに注意 ペット型のロボットも選択肢に

8つの認知機能力とは？

日本認知症予防学会理事長で鳥取大学医学部教授・浦上克哉先生によりますと、認知症を予防する3つの習慣は、「運動」「知的活動」「コミュニケーション」だと言います。

運動とは有酸素運動や筋力トレーニングなど、コミュニケーションは会話や社会活動などで積極的に他者と関わる習慣のことです。

本書のパズルパートは、3つの習慣のうちの1つである「知的活動」について、パズルで楽しみながら、認知機能をまんべんなく鍛えることを目的としています。

主な認知機能には8種類のものがあります。その8つとは**「思考力」「視空間認知力」「注意力」「作業記憶力」「計算力」「近時記憶力」「判断力」「遂行力」**です。

次にそれぞれの力について、簡単に説明します。

①思考力

まずは思考力です。これは「観察や記憶によって頭の中に蓄えられた情報を整理したり、結合して新しい関係を作り出したりする能力」です。

周囲の人とおしゃべりしたり、メールや文章を書くときに必要となります。そのため思考力が低下すると、周囲の人との円滑なコミュニケーションが取りにくくなり、孤立する原因の1つになります。

②視空間認知力

2番目の視空間認知力とは「空間の全体的なイメージをつかむための能力」です。言い換えれば「目に見える範囲（視界）にある物の配置を正確に把握する能力」でもあります。

視空間認知力が低下すると、自動車の運転で以前はできていた車庫入れがうまくいかなくなったり、椅子にきちんと座れなくなったりします。

③注意力

3番目に注意力。これは「1つのことを続けたり、複数のものから特定のものを見つけたり、同時に注意を向けたりするための能力」です。

注意力が低下すると、つねに周囲の状況に気を配らないといけない自動車の運転に支障をきたしたり、料理の際に火にかけた鍋の様子に気をつけながら包丁で食材を切ったりといった、複雑なことについて理解したり、反応したりすることが困難になります。

④作業記憶力

4つ目の作業記憶力とは「何かの作業を行うときに、頭の中に必要な情報を置いておく能力」です。

作業記憶力が低下すると、これまでは問題もなくできていた家事や仕事がスムーズにできなくなります。また必要な記憶が思い出しにくくなり、順番を間違えたり、作業の手が止まったりして、日常生活を円滑にこなせなくなってしまいます。

⑤計算力

次は計算力。ズバリ「数を理解して足し算・引き算・掛け算・割り算といった計算をする能力」です。

日常生活では計算力を必要とする場面が頻繁に出てきます。この力が低下すると、買い物の際にお釣りの計算ができない、バスや電車の出発までの空き時間を間違えるなど、いろいろと不都合が生じます。

⑥近時記憶力

6番目の近時記憶力とは「あることを記憶し、いったんそのことを意識しないようになった後にまた思い出すという能力」です。

近時記憶力が低下すると、数日前にした約束を忘れる、自分である場所にしまったことを忘れて財布が盗まれたと勘違いするなど、記憶障害と呼ばれる症状に近くなります。

⑦判断力

7つ目の判断力とは「物事を正しく認識し、目的や条件に応じて必要なものを選ぶのに欠かせない能力」です。注意力と同様、「自動車の運転」に必須の能力でもあります。

判断力が低下すると交通事故に遭ったり、特殊詐欺に引っかかったりといった、身の危険や経済的損失に直結する事態に見舞われかねません。

⑧遂行力

最後に遂行力。これは「物事を計画したり、優先順位をつけて効率的に進めたりして、目的を成し遂げるために必要な能力」です。

遂行力が低下すると、段取りよく物事が進められなくなったり、料理などの家事をスムーズに進められなくなったりします。

ここまで、8種類の認知機能力について説明してきました。次ページではそれらの力を効率よく鍛えるパズルがどんなものかについて、説明していきましょう。

このパズルがこの力に効く！

本書には全部で17種類のパズルが、60日間にわたって出てきます。それぞれのパズルが前のページで説明した8つの認知機能力のどれを鍛えるか、それぞれの「力」に沿って解説します。

① 思考力を鍛えるパズル

パズルで思考力を鍛える種類としては「しりとり」や「クイズ」「連想ゲーム」などがあげられます。

本書では、5文字や6文字の言葉をしりとりでつなぐように、空いたマスに文字を入れる《穴埋めしりとり》、「こじんしゅう→主人公」のように文字を並べ替えて三字熟語・四字熟語を作り漢字で書く《並べ替え熟語作り》、「かん・ち・がい」のように5文字の言葉を「2文字・1文字・2文字」というように分けてバラバラに配置し、つなげて元の言葉にする《言葉つなぎ》という3種類のパズルを用意しました。会話を正しく進めるためにも、また正しく言葉を記憶するためにも、これらのパズルを役立ててください。

② 視空間認知力を鍛えるパズル

視空間認知力を鍛えるには図画工作がストレートに役立ちます。絵を描いたり日曜大工をしたりすればこの力が鍛えられますし、塗り絵や貼り絵も効果的です。

本書ではこの力を鍛えるため、塗り絵の応用として特定のピースを鉛筆で塗りつぶし絵柄を浮き上がらせる《ピース塗り絵》を用意しました。

また、9つのマスに黒いタイルが3か所ずつ入った5枚の板のうち、3枚の板を選んでうまくピッタリ合わせると9つのマスすべてが黒くなるのはどれかを見つける《重ねてタイル》も効果的です。

さらに応用形として、漢字のパーツをバラバラにしたものを組み合わせてどんな熟語ができるかを答える《バラバラ二字熟語》もあります。

出てきた絵柄が何であるかイメージする、頭の中でタイルを重ねる、同じく頭の中で漢字を組み立てる、これらの頭脳の働きが視空間認知力を鍛えてくれます。

③ 注意力を鍛えるパズル

注意力を手軽に鍛えられるものは「文字探しゲーム」です。これはたとえば今日の新聞一面のうち「が」と「を」はいくつ出てくるかを10分以内に数えるというようなものです。

パズルとしてはもう一段進めて、いろいろな大きさや書体の文字や数字のうちからひと組だけある同じ文字や数字を見つける《ワンペア探し》を用意しました。また、上下の絵で7つの違っている箇所を見つける《まちがい探し》に、熟語の読みをしりとりしながらスタートからゴールへたどる《熟語しりとり迷路》もあります。

いずれも注意力を鍛えるのに適切な「ちょっと難しくて、解けると達成感がある」レベルのものを集めましたので、効率よく注意力を鍛えてください。

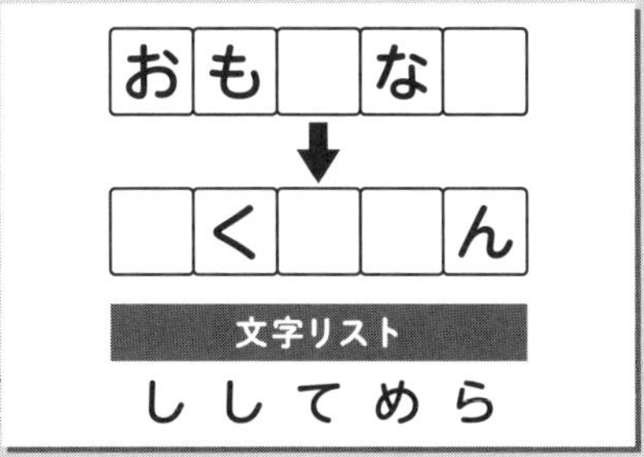

●**思考力**を鍛える《穴埋めしりとり》はリストの文字を入れて、しりとりを作る。答えは「おもてなし」→「しくらめん」

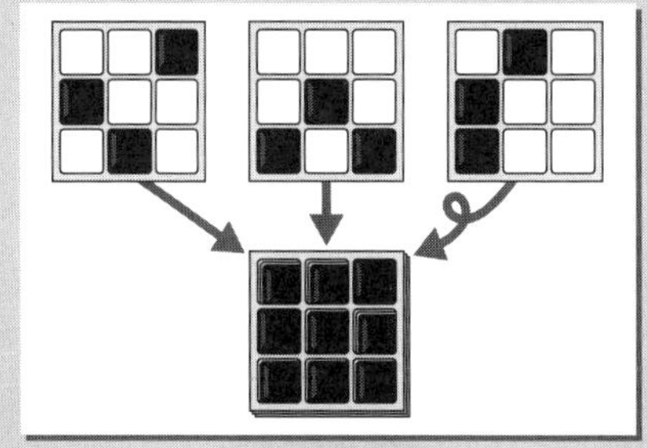

●重ねると9マスがすべて黒くなる3枚の板を見つける《重ねてタイル》。頭の中で重ねる作業が**視空間認知力**の鍛錬に

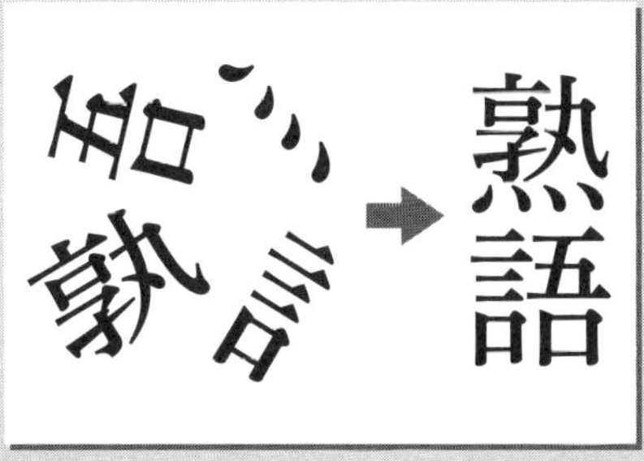

●分解された漢字を復元する《バラバラ二字熟語》では、**視空間認知力**とともに記憶を引き出す作業でさらに脳を鍛える

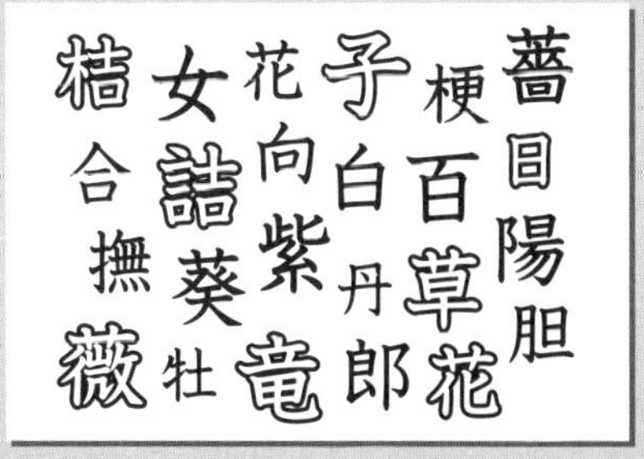

●ひと組だけの同じ文字や数字の並びを見つけ出す《ワンペア探し》で**注意力**を鍛える。上の例には「花」が2つある

このパズルがこの力に効く！

④作業記憶力を鍛えるパズル

作業記憶力を鍛えるのに効果的な日常生活での行動としては「料理」があげられます。料理のレシピをひと通り頭に入れておき、段取りを考えながら効率よく次々と料理を作るのは作業記憶力のたまものです。

この力を鍛えるパズルとしては、おなじみの「クロスワード」や、これまた人気の「ナンバープレース」といったものが最適です。

本書ではタテのカギ、ヨコのカギで解くタイプとは異なる、《ナンバークロスワード》や《アロークロスワード》を集めました。

また「ナンバープレース」は9マス×9マスに「1～9」を入れるオーソドックスなものではなく、比較的とっつきやすい、6マス×6マスに1～6を入れるタイプの《6×6ナンプレ》を用意しました。

これらを解くことで作業記憶力を楽しみながら鍛えてください。

⑤計算力を鍛えるパズル

計算力を鍛えるには、ストレートに「計算問題」を解くことが最も効果的ではありますが、ただ単に足し算や引き算などを解くだけでは飽きてしまいがちです。

そこで本書ではひとひねりして、指定されたマーク内の数字を足し合わせる《マーク計算》、アナログ時計やデジタル時計を表示して「何時間何分後（前）は何時？」を答えさせるといった《時計計算》、マッチ棒を動かして正しい計算式にする《マッチ棒計算》の3種類を揃えました。

ふつうの計算とは趣が異なる、バラエティあふれる計算パズルを楽しんで、知らず知らずのうちに計算力を身につけてください。

⑥近時記憶力を鍛えるパズル

近時記憶力を鍛えるうえで最も効果的なのは、トランプの「神経衰弱」です。伏せたトランプを2枚めくって同じ数字のカードを当てるというゲームですね。

とても基本的なものでは、「勉強」もあげられます。人生１００年時代を迎えてよく目や耳にするようになった「学び直し」「生涯学習」などはその最たるものです。

パズルとしては本書で取り上げた《記憶合わせ&計算》が効果的です。ページの上に並んだ絵や文字などを覚え、その後、上の絵を手や紙などで隠してページ中央の計算式を解いて、解き終わったら、上の絵柄に関する質問に答えるというものです。

「最近覚えたことを忘れる」、いわゆる「もの忘れ」を予防するために、この問題で近時記憶力をしっかりと鍛えましょう。

⑦判断力を鍛えるパズル

判断力を鍛えるのに向いているパズルとしては「ジグソーパズル」が最適です。本来の絵柄と、バラバラになったピースを見比べて、正しい場所を判断していくパズルです。

本書では、ピースをバラバラにしなくてもできる《イラストジグソー》というパズルを用意しました。ある絵をジグソーパズルにしてバラバラになったピースを配置し、どこにも当てはまらないピース3つを見つけるというものです。

このパズルを解いて判断力の低下を防いでください。

⑧遂行力を鍛えるパズル

最後に遂行力です。遂行力がとくに必要になるのは作業記憶力の項でも取り上げた、「料理」です。「料理」をうまく行うことで遂行力自体が鍛えられるとも言えますが、そのほか手芸や折り紙、楽器演奏などもこの力を鍛えるのに役立ちます。

本書におけるパズルとしてはとくにこれというものはなく、強いて言えば作業記憶力を鍛えるパズルでも取り上げた、「クロスワード」や「ナンプレ」が効果がありそうと言えそうですが、本書に載っているパズルをすべて目標通りに解き切ることが、遂行力を鍛える近道と言えます。

ぜひ本書を十分に活用して、ほかの7つの力とともに遂行力を鍛え上げてください。

4	2	5	1	3	6
1	6	3	4	2	5
5	1	2	6	4	3
3	4	6	5	1	2
2	5	1	3	6	4
6	3	4	2	5	1

●**作業記憶力**と**論理的思考**を使う《6×6ナンプレ》。タテ行・ヨコ行・太線で囲まれたブロックに1～6の数字を入れるパズル

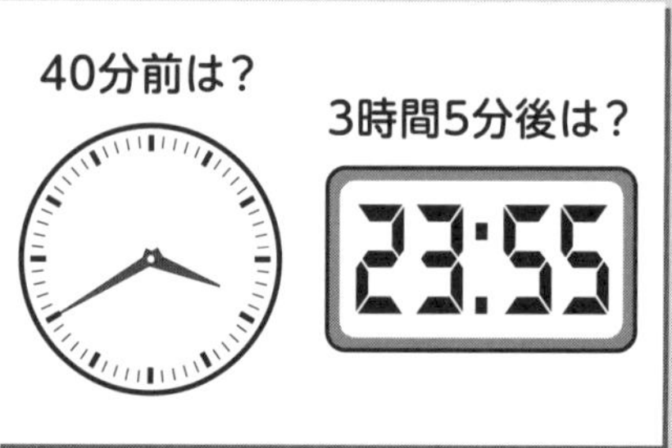

●時計の時間から指定の時間を計算する《時計計算》。上の例の答えはどちらも3時。2種類の時計を使って**計算力**を鍛えられる

パズルページの使い方

1日1ページで60日間の脳のトレーニングパズルが出題されます。
毎日できる時間に楽しみながらチャレンジしましょう。
以下の使い方を見て、正解した数や健康チェック欄に
毎日記入した項目を自己診断にお役立てください。

問題文です。よく読んでからチャレンジしましょう。

このパズルで、おもに鍛えられる認知機能力です。

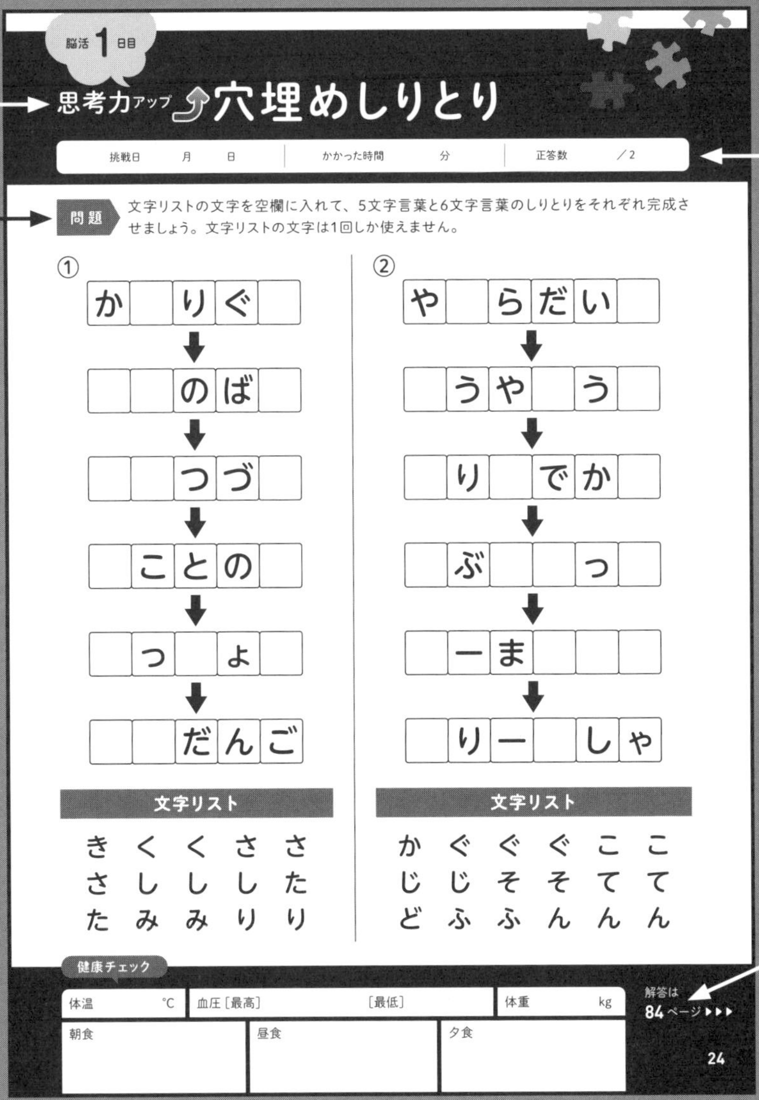
脳活 1 日目

思考力アップ 穴埋めしりとり

挑戦日　月　日　｜　かかった時間　分　｜　正答数　／2

問題　文字リストの文字を空欄に入れて、5文字言葉と6文字言葉のしりとりをそれぞれ完成させましょう。文字リストの文字は1回しか使えません。

①

か□りぐ□
↓
□□のば□
↓
□□つづ□
↓
□ことの□
↓
□っ□ょ□
↓
□□だんご

文字リスト

きくくささ
さししした
たみみりり

②

や□らだい□
↓
□うや□う□
↓
□り□でか□
↓
□ぶ□□っ□
↓
□ーま□□□
↓
□りー□しゃ

文字リスト

かぐぐぐここ
じじそそてて
どふふんんん

健康チェック

体温　℃　｜　血圧［最高］　［最低］　｜　体重　kg

朝食　｜　昼食　｜　夕食

解答は 84ページ▶▶▶

24

挑戦日
問題を解いた日を記入しましょう。

かかった時間
この問題を解くのにかかった時間を記入しましょう。

正答数
解答ページを見て答え合わせして、正解した数を記入しましょう。《まちがい探し》は見つけられた数、《記憶合わせ&計算》は覚えていた絵の数を記入してください。

この問題の答えが載っているページです。答え合わせをしましょう。

健康チェック
問題を解いた日の体温・血圧・体重を測って記入しておきましょう。
また、朝食・昼食・夕食で食べたものを簡単に記入しておくことで60日分の食事メモとして使用できます。

認知機能力の苦手分野を見つける

健康チェックで体調の変化を振り返るほかにも、
たとえば15日目ごとに「正答数」を見直してみると、
20〜22ページで解説した認知機能力の苦手な分野がわかります。
同じパズルで間違いが多かった場合、
そのパズルで鍛えられる認知機能力に注目して、
次に同じ認知機能を鍛えるパズルを解くときには
ゆっくり確実に解いてみましょう。

思考力アップ 穴埋めしりとり

挑戦日 月 日	かかった時間 分	正答数 ／2

問題 文字リストの文字を空欄に入れて、5文字言葉と6文字言葉のしりとりをそれぞれ完成させましょう。文字リストの文字は1回しか使えません。

①

か		り	ぐ	
		の	ば	
		つ	づ	
	こ	と	の	
	っ		ょ	
		だ	ん	ご

文字リスト

き　く　く　さ　さ
さ　し　し　し　た
た　み　み　り　り

②

や		ら	だ	い	
	う	や		う	
	り		で	か	
	ぶ			っ	
	ー	ま			
	り	ー		し	ゃ

文字リスト

か　ぐ　ぐ　ぐ　こ　こ
じ　じ　そ　そ　て　て
ど　ふ　ふ　ん　ん　ん

健康チェック

体温 ℃	血圧［最高］ ［最低］	体重 kg
朝食	昼食	夕食

解答は 84 ページ ▶▶▶

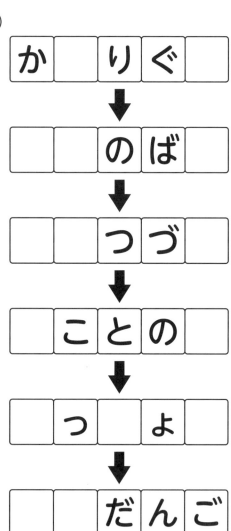

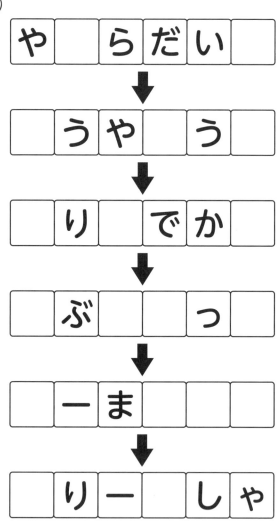

視空間認知力アップ 重ねてタイル

挑戦日　　月　　日	かかった時間　　分	正答数　　／1

問題 黒いタイルがいくつか入ったA～Eの板のうち、3枚をぴったり重ねると9つのマスすべてが黒いタイルになる板はどれでしょうか。アルファベット3つで答えましょう。白いところは透明です。板は回転できますが、裏返して使うことはできません。

A

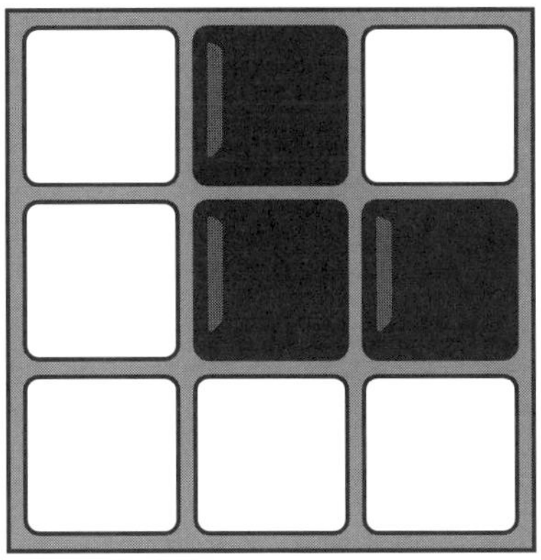

B

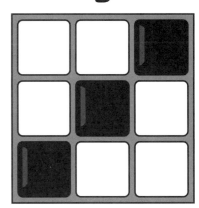

C

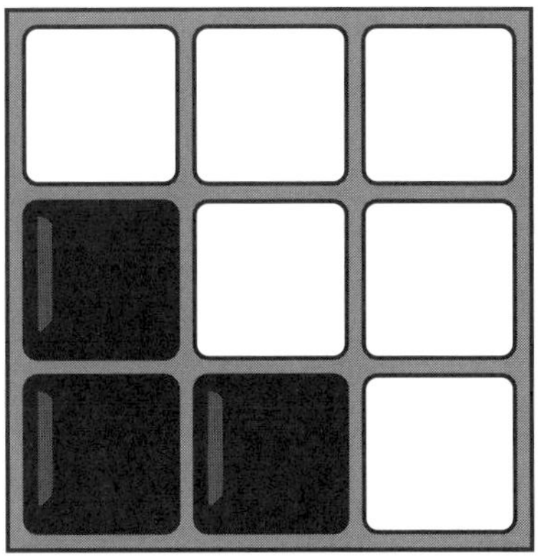

D

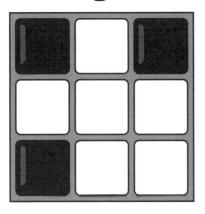

E

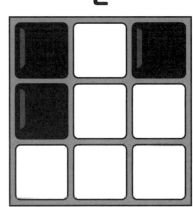

答え			

健康チェック

体温　　℃	血圧［最高］　　［最低］	体重　　kg
朝食	昼食	夕食

解答は ◀◀◀84ページ

注意力アップ まちがい探し

挑戦日　　月　　日	かかった時間　　分	正答数　　／7

問題 上と下のイラストには、違うところが7か所あります。7つすべてのまちがいを見つけて、◯で囲んでください。

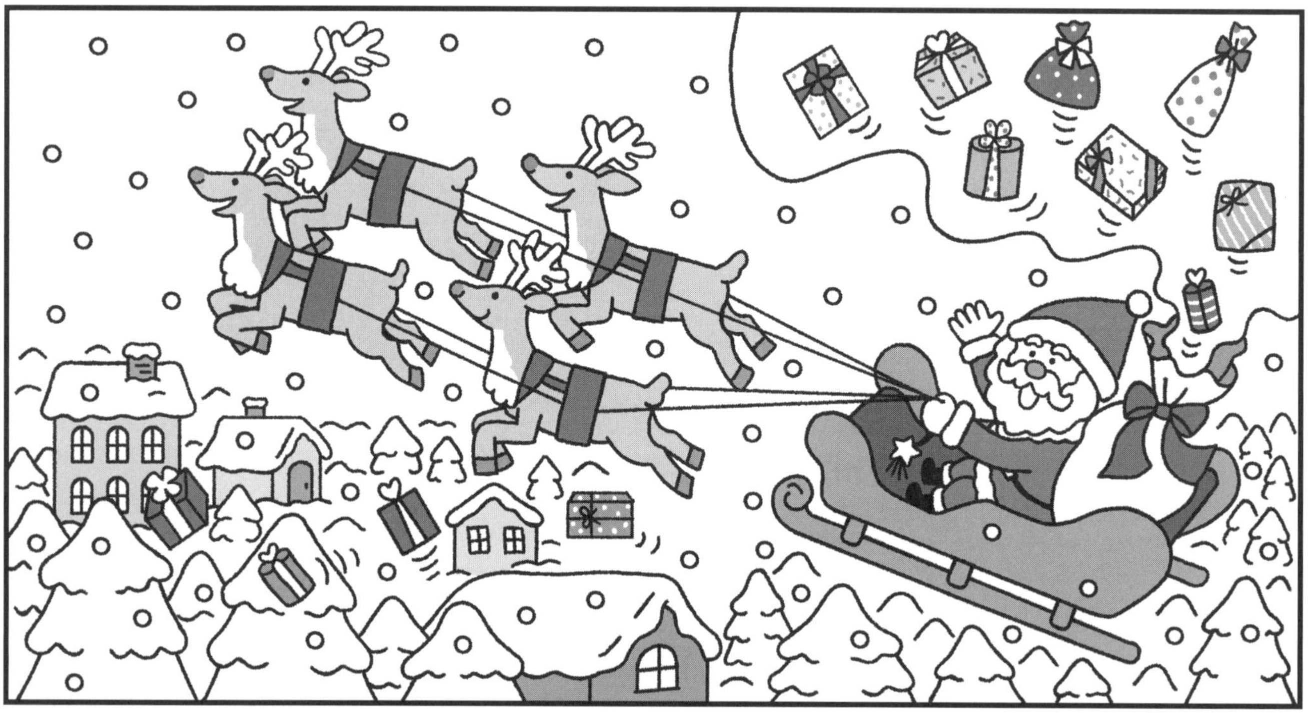

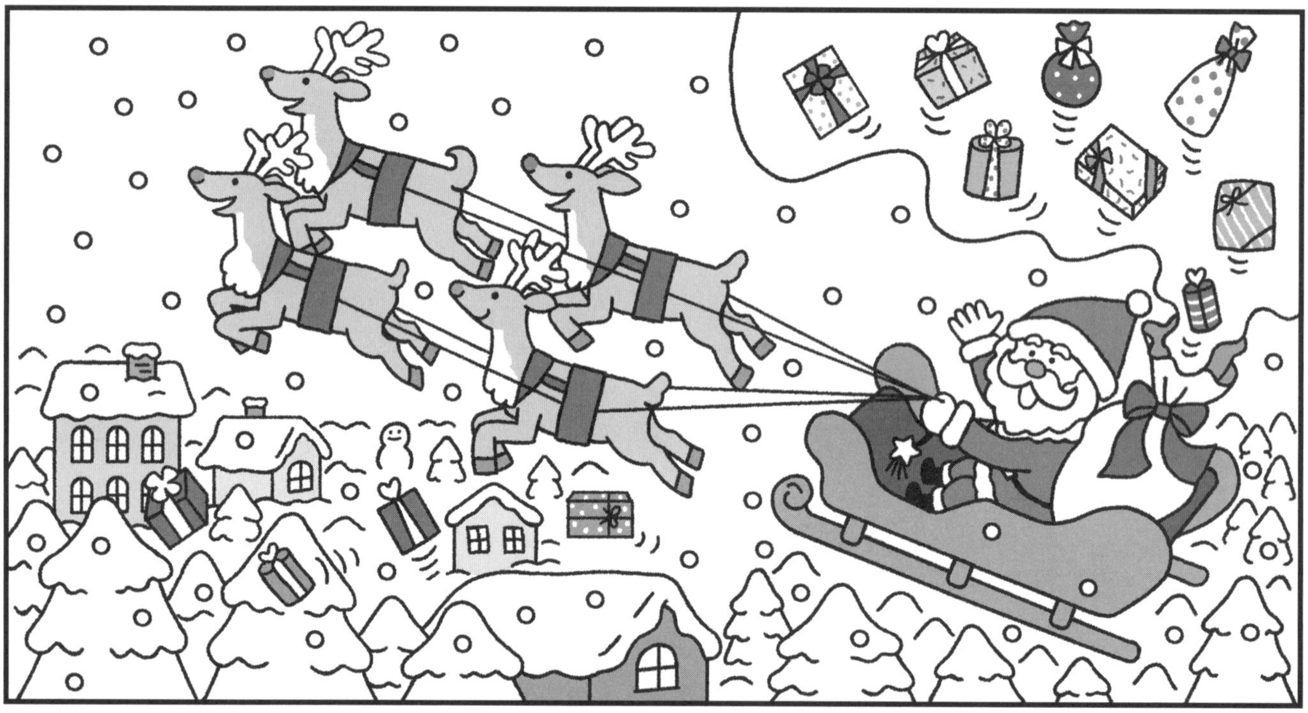

健康チェック

体温　　℃	血圧［最高］　　［最低］	体重　　kg
朝食	昼食	夕食

解答は84ページ ▶▶▶

作業記憶力アップ ナンバークロスワード

挑戦日　　月　　日	かかった時間　　分	正答数　　／1

問題 同じ数字のマスに同じカタカナが入ります。すでに出ているカタカナをヒントに、クロスワードと同じように言葉を入れていきます。下にある数字⇔文字対応表にカタカナをメモして、どの数字にどのカタカナが入るかを確認しながら完成させてください。

1 シ	2 モ	3 フ	4 リ	■	3	5	2	2
1	6	■	3	7	7	6	■	7
8	5	7	5	■	5	■	9	3
10	■	5	■	11	7	3	11	■
1	12	7	2	6	■	10	■	13
■	10	5	7	■	13	7	2	4
7	8	■	9	2	7	5	■	12
2	1	8	■	1	12	11	12	7
7	■	9	11	2	7	■	13	4

数字⇔文字対応表

1	2	3	4	5	6	7	8	9
シ	モ	フ	リ					

10	11	12	13

健康チェック

体温　　℃	血圧［最高］　　［最低］	体重　　kg
朝食	昼食	夕食

解答は ◀◀◀ 84 ページ

脳活 5 日目

計算力アップ マーク計算

挑戦日　　月　　日 ｜ かかった時間　　分 ｜ 正答数　　／1

問題 指定されたマーク（記号やイラスト）の中にある数字をすべて足しましょう。角度や大きさにまどわされずに指定のマークを見つけ出して、合計数を答えてください。

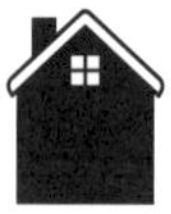 と  2つのマークの合計は？

答え

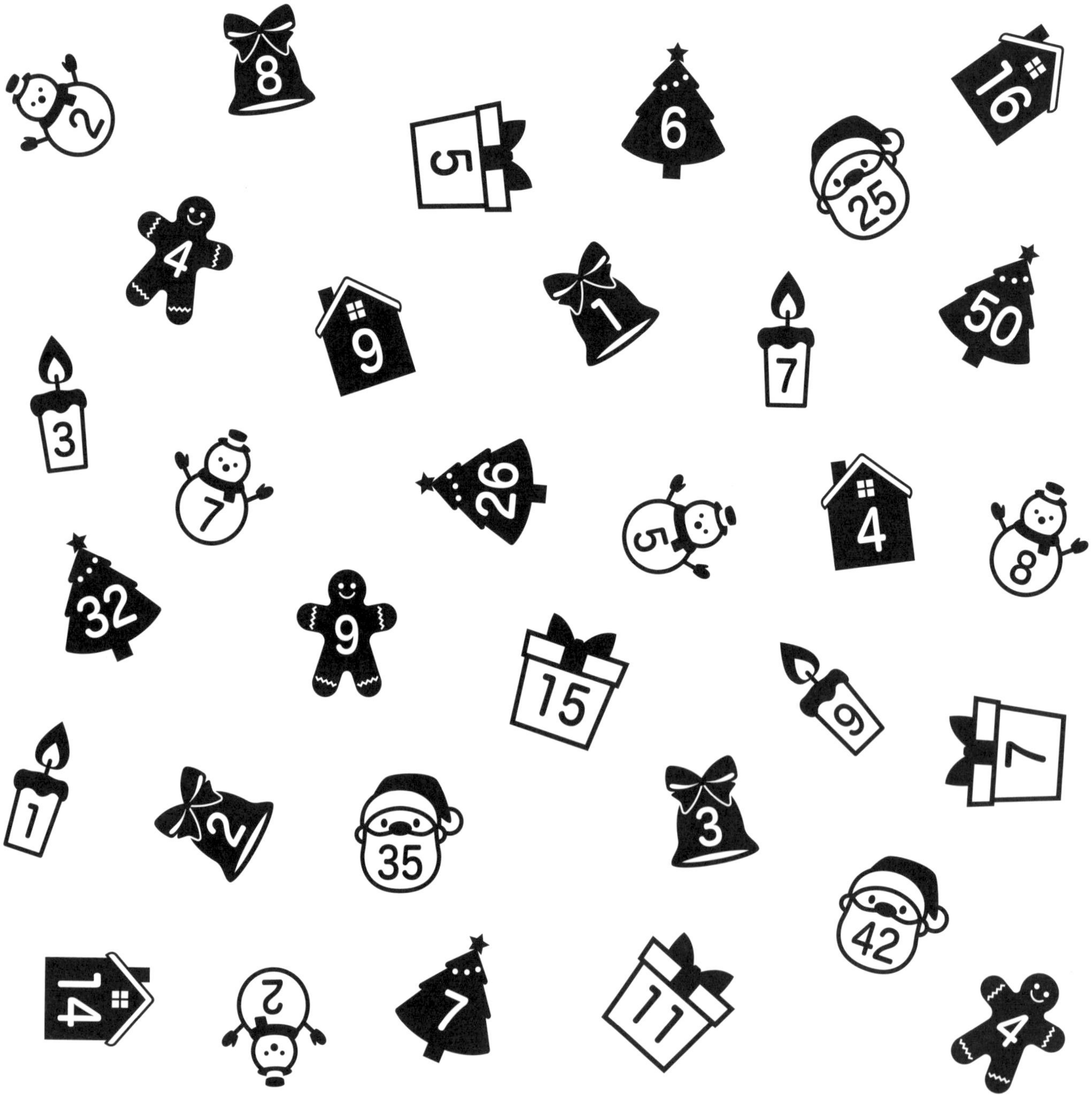

健康チェック

体温　℃	血圧［最高］	［最低］	体重　kg	
朝食	昼食	夕食		

解答は 85ページ▶▶▶

脳活 6日目

思考力アップ 並べ替え熟語作り

挑戦日　　月　　日 ｜ かかった時間　　分 ｜ 正答数　　／6

問題 ひらがなを並べ替えると、ある言葉になります。できた言葉を漢字で書いて答えましょう。①～③は三字熟語、④～⑥は四字熟語です。

①

ぽ　い
っ
ん　き

答え □□□

②

ぽ　っ
さ　い
は　う

答え □□□

③

う ん か
ち ょ き
ゅ う

答え □□□

④

い　え
ふ く
ゆ　め

答え □□□□

⑤

び っ ぽ
は ん
う　じ

答え □□□□

⑥

ほ う ひ
こ せ い
う ん

答え □□□□

健康チェック

体温　℃	血圧［最高］　［最低］	体重　kg
朝食	昼食	夕食

解答は ◀◀◀ 85 ページ

注意力アップ ワンペア探し

挑戦日　月　日	かかった時間　分	正答数　／3

問題 すべて違うように見える文字の中には、①～③にそれぞれひと組だけ同じ文字があります。1 つだけのワンペアを見つけて答えましょう。

①　答え

は	い	ろ	が	ら	き
ね	な	お	に	つ	そ
こ	せ	ち	め	わ	う
ま	て	ぬ	る	の	た
り	み	げ	く	さ	に
を	や	し	す	あ	と

②　答え

j t z f p v b
d x h i
q e u k c m
f r y g o
l w n s a

③　答え

豪 蘭 越 塔 米 沙 泰
独 韓
諾 比 伊 仏 尼 印 加
伯 洪 英 典 羅 香
錫 蒙 希
巴 墺 中
印 緬 愛 埃 露 朝 丁 瑞

健康チェック

体温　℃	血圧［最高］　［最低］	体重　kg
朝食	昼食	夕食

解答は 85 ページ ▶▶▶

視空間認知力アップ バラバラ二字熟語

挑戦日　　月　　日 ｜ かかった時間　　分 ｜ 正答数　　／9

問題 海産物に関係する二字熟語がバラバラになっています。元の熟語をそれぞれ漢字2文字で答えましょう。

①
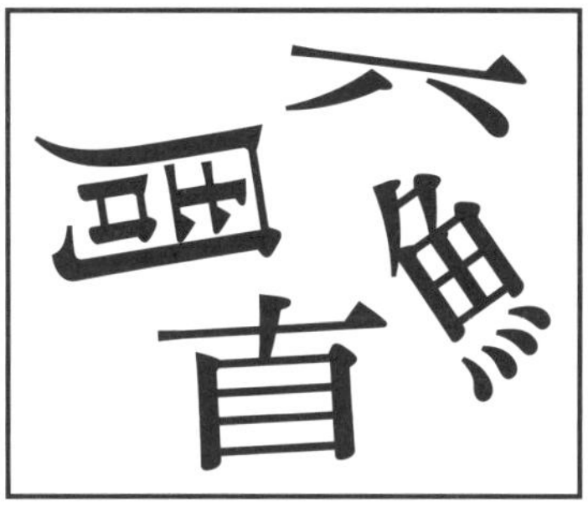
答え □□

②
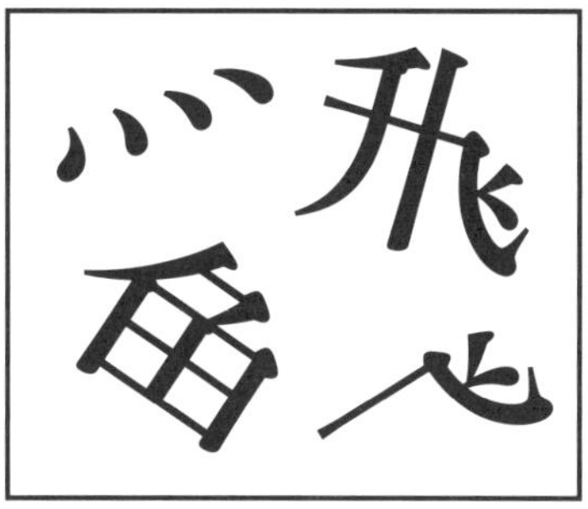
答え □□

③
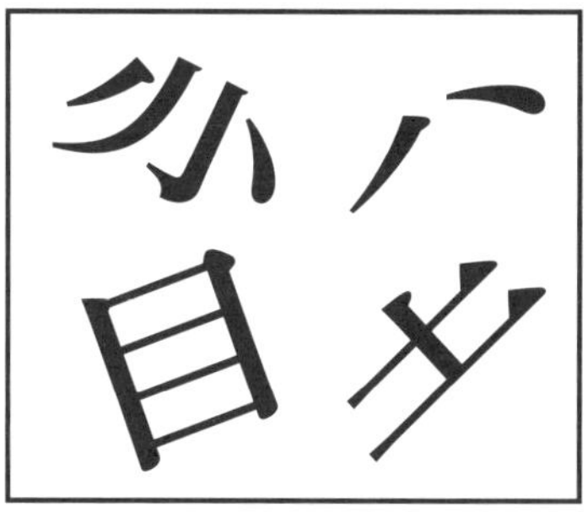
答え □□

④
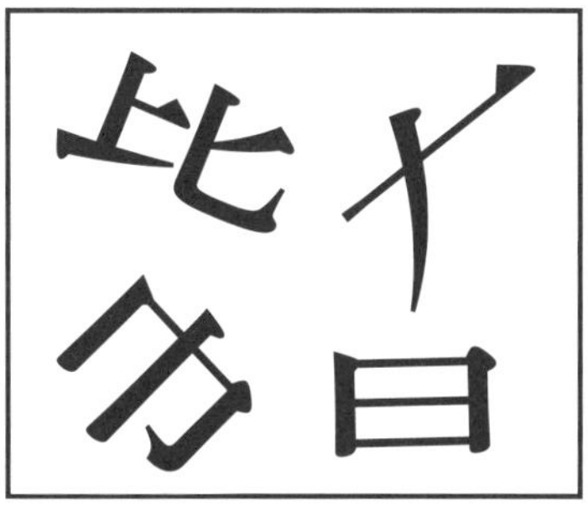
答え □□

⑤
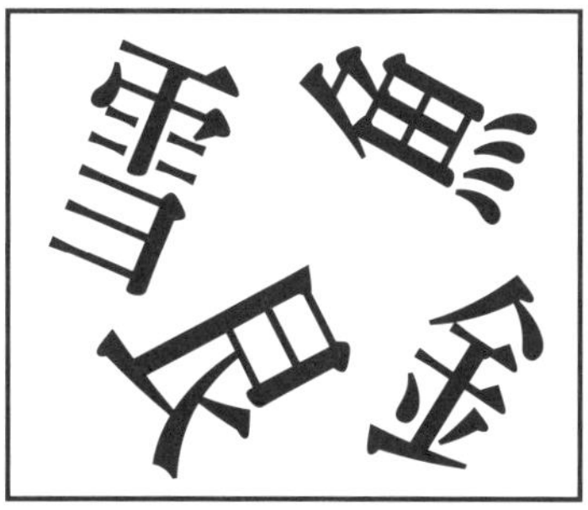
答え □□

⑥
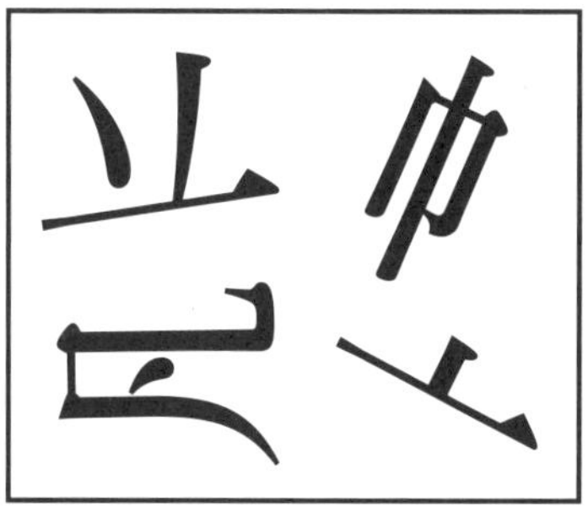
答え □□

⑦
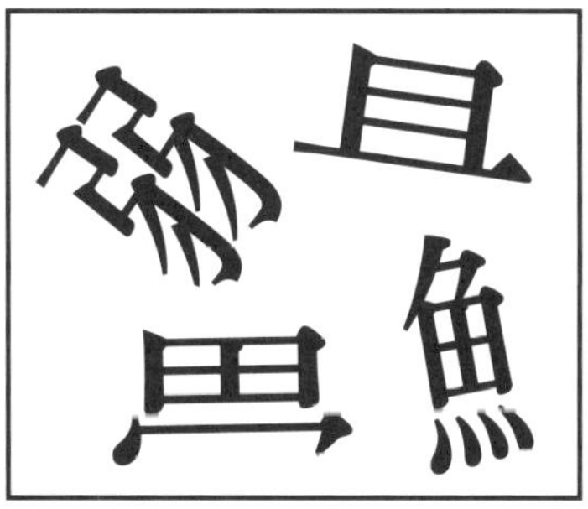
答え □□

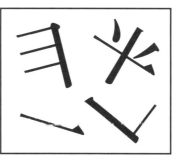

⑧

答え □□

⑨
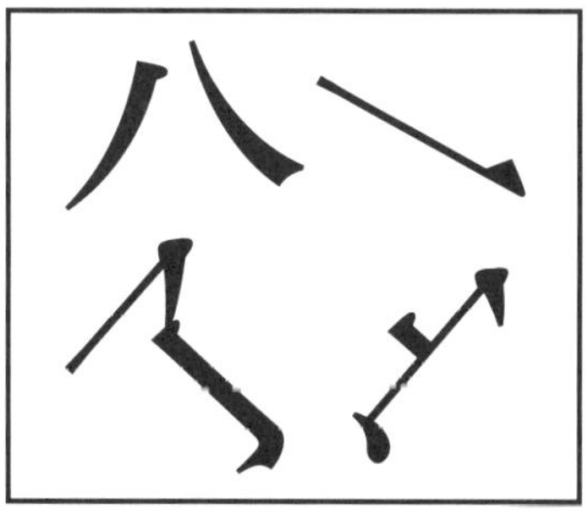
答え □□

解答は ◀◀◀ 85 ページ

健康チェック

体温　　℃	血圧［最高］　　［最低］	体重　　kg
朝食	昼食	夕食

脳活 9 日目

作業記憶力アップ 6×6ナンプレ

挑戦日　　月　　日	かかった時間　　分	正答数　　／2

問題 ルールに従って空いているマスに1～6の数字を入れるナンプレ（ナンバープレース）です。ルールと例を見ながら、すべてのマスに数字を入れましょう。

①

					2
	1		3	4	
		5	2		
		3	4		
	5	6		3	
4					

②

	6			5	
		2	4		
	3			4	
5					6
3					5
	1			2	

《ルール》

❶空いているマスに１から６のいずれかの数字を入れる
❷タテの列、ヨコの列、太線で囲まれたブロック（２×３マス）にもそれぞれ１から６の数字が１つずつ入る
❸同じ行やブロックの中で数字が重複してはならない

《例》

タテ列
ヨコ列
ブロック

5			1	3	
1	6			2	4
4	1	2			
			4	1	2
2	4			6	5
	3	5			1

↓

5	2	4	1	3	6
1	6	3	5	2	4
4	1	2	6	5	3
3	5	6	4	1	2
2	4	1	3	6	5
6	3	5	2	4	1

健康チェック

体温　　℃	血圧［最高］　　［最低］	体重　　kg
朝食	昼食	夕食

解答は
85 ページ ▶▶▶

計算力アップ 時計計算

挑戦日　月　日	かかった時間　分	正答数　／4

問題 ①と②はアナログ時計、③と④はデジタル時計の示す時間から、それぞれの問題の答えが何時何分になるかを書き込みましょう。デジタル時計は 24 時間表記です。

① 45分前は？

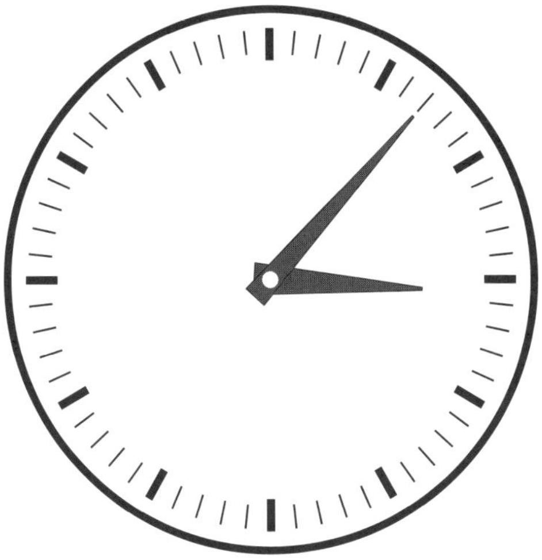

答え　時　分

② 56分後は？

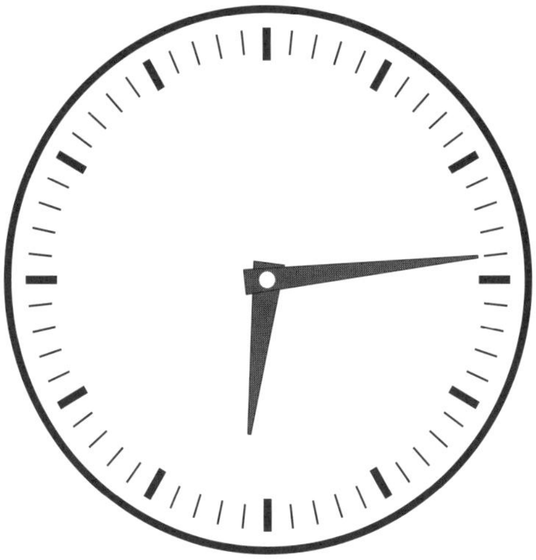

答え　時　分

③ 55分前は？

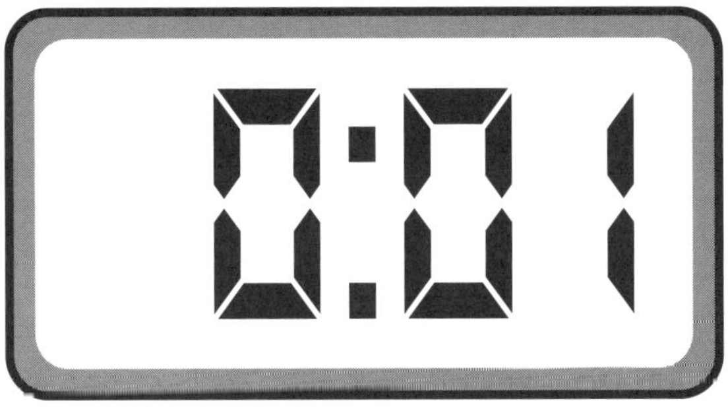

答え　時　分

④ 2時間34分後は？

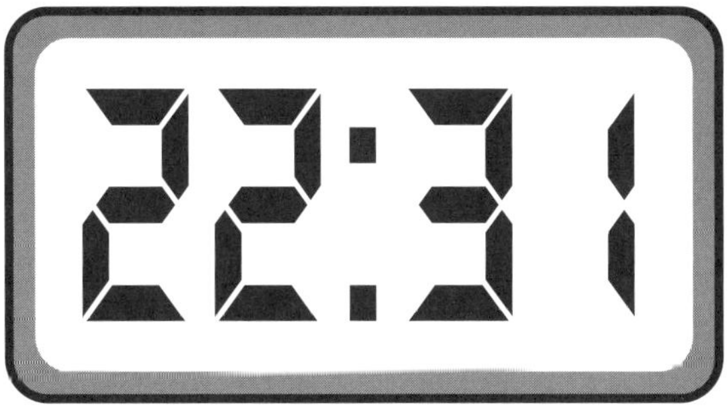

答え　時　分

健康チェック

体温　℃	血圧［最高］　［最低］	体重　kg
朝食	昼食	夕食

解答は ◀◀◀ 85 ページ

思考力アップ 言葉つなぎ

挑戦日　月　日	かかった時間　分	正答数　／2

問題 左から右へ読むと5文字の言葉になるように、点と点を線でつなぎましょう。

①

ユズ・	・ボ・	・ガリ
ヘソ・	・ガ・	・カリ
サイ・	・ビ・	・アイ
ケン・	・リ・	・ミネ
イナ・	・マ・	・ーグ

②

ダン・	・ワバ・	・ー
オニ・	・キネ・	・ル
チカ・	・ボー・	・ン
マネ・	・チャ・	・チ
ゼス・	・ラモ・	・コ

健康チェック

体温　℃	血圧［最高］　［最低］	体重　kg
朝食	昼食	夕食

解答は
86 ページ ▶▶▶

視空間認知力アップ ピース塗り絵

挑戦日　月　日 ｜ かかった時間　分 ｜ 正答数　／1

問題 ★の入ったピースを塗りつぶして、絵を完成させてください。何が現れるでしょうか？

答え

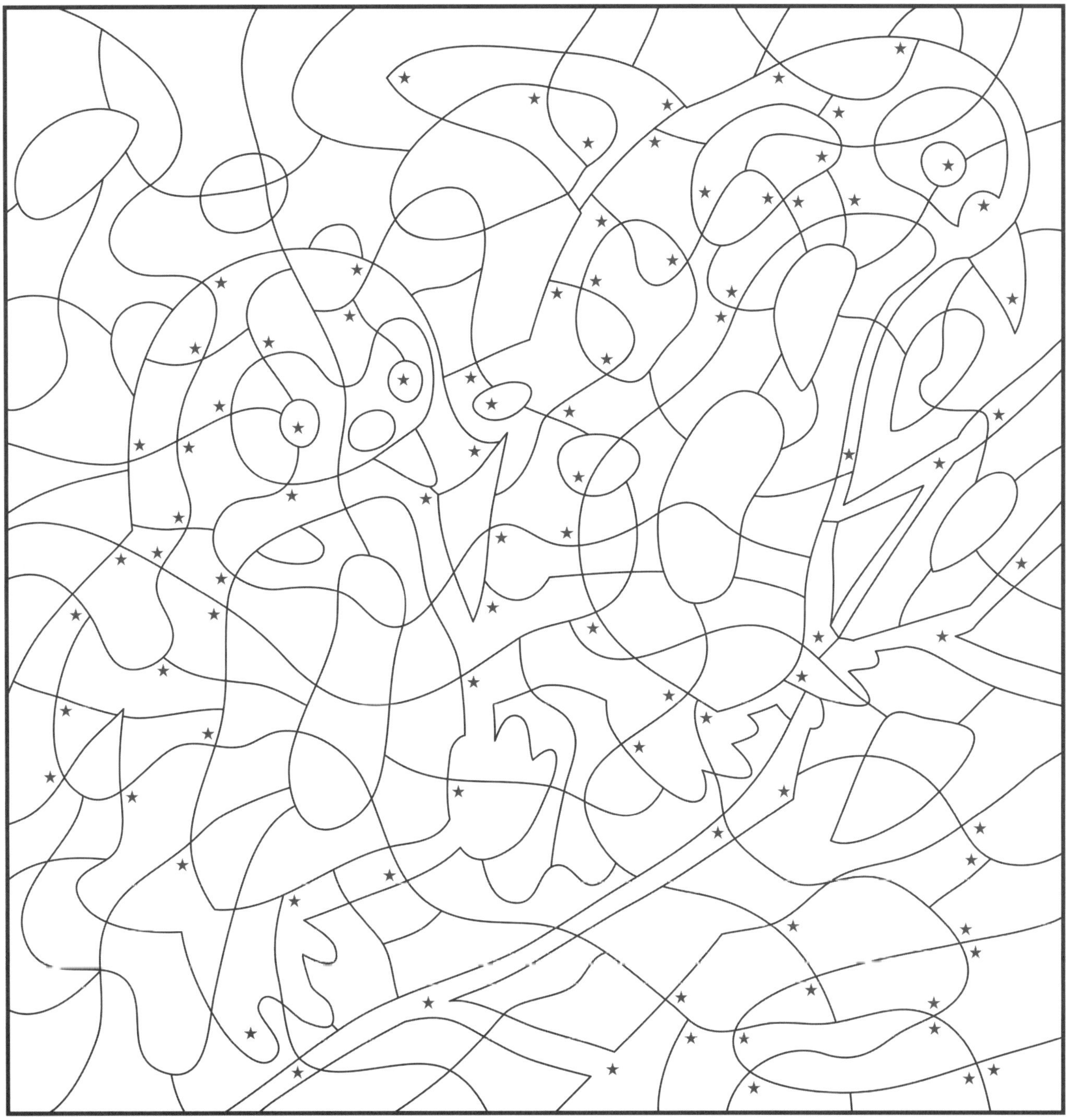

健康チェック

解答は ◀◀◀86ページ

体温　℃ ｜ 血圧［最高］　［最低］ ｜ 体重　kg

朝食 ｜ 昼食 ｜ 夕食

注意力アップ 熟語しりとり迷路

挑戦日　　月　　日	かかった時間　　分	正答数　　／1

問題 左上のスタートから始めて右下のゴールまで、熟語の読みでしりとりをしながら進みましょう。タテとヨコにしか進めず、1つの熟語は1回しか通れません。

スタート

大学	銅貨	感度	中途	鳥居	稲荷	理科
薬玉	街角	土管	裏口	路傍	離陸	唐墨
舞姫	免許	容姿	真剣	暖炉	芸術	土産
名誉	余計	島国	忍者	山肌	追記	玄関
横顔	芋煮	肉親	闇夜	事情	給仕	受験

ゴール

健康チェック

体温　　℃	血圧［最高］　　［最低］	体重　　kg
朝食	昼食	夕食

解答は86ページ▶▶▶

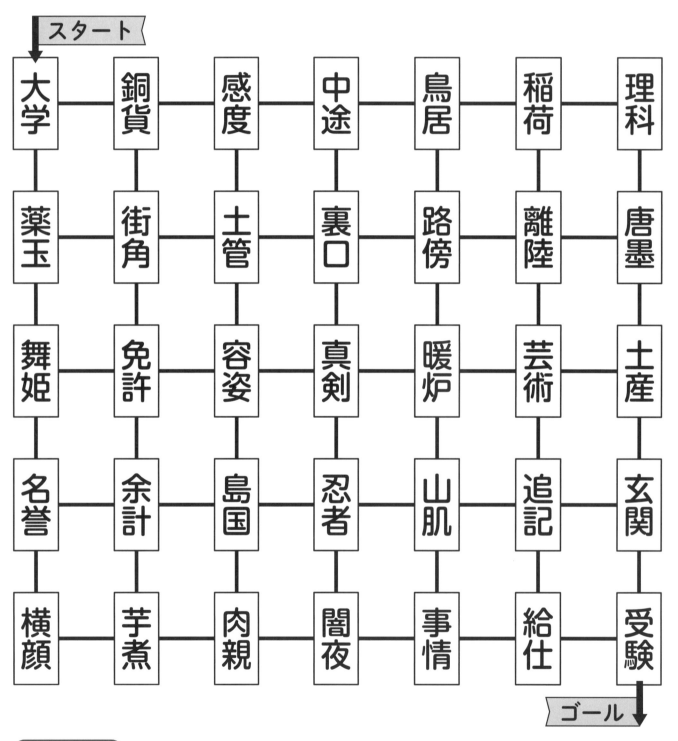

作業記憶力アップ アロークロスワード

挑戦日　月　日 | かかった時間　分 | 正答数　／1

問題 矢印が指すマスの並びに漢字の読みを入れるアロークロスです。読みはタテ並びのマスのときは上から、ヨコ並びのマスのときは左から書き入れてください。

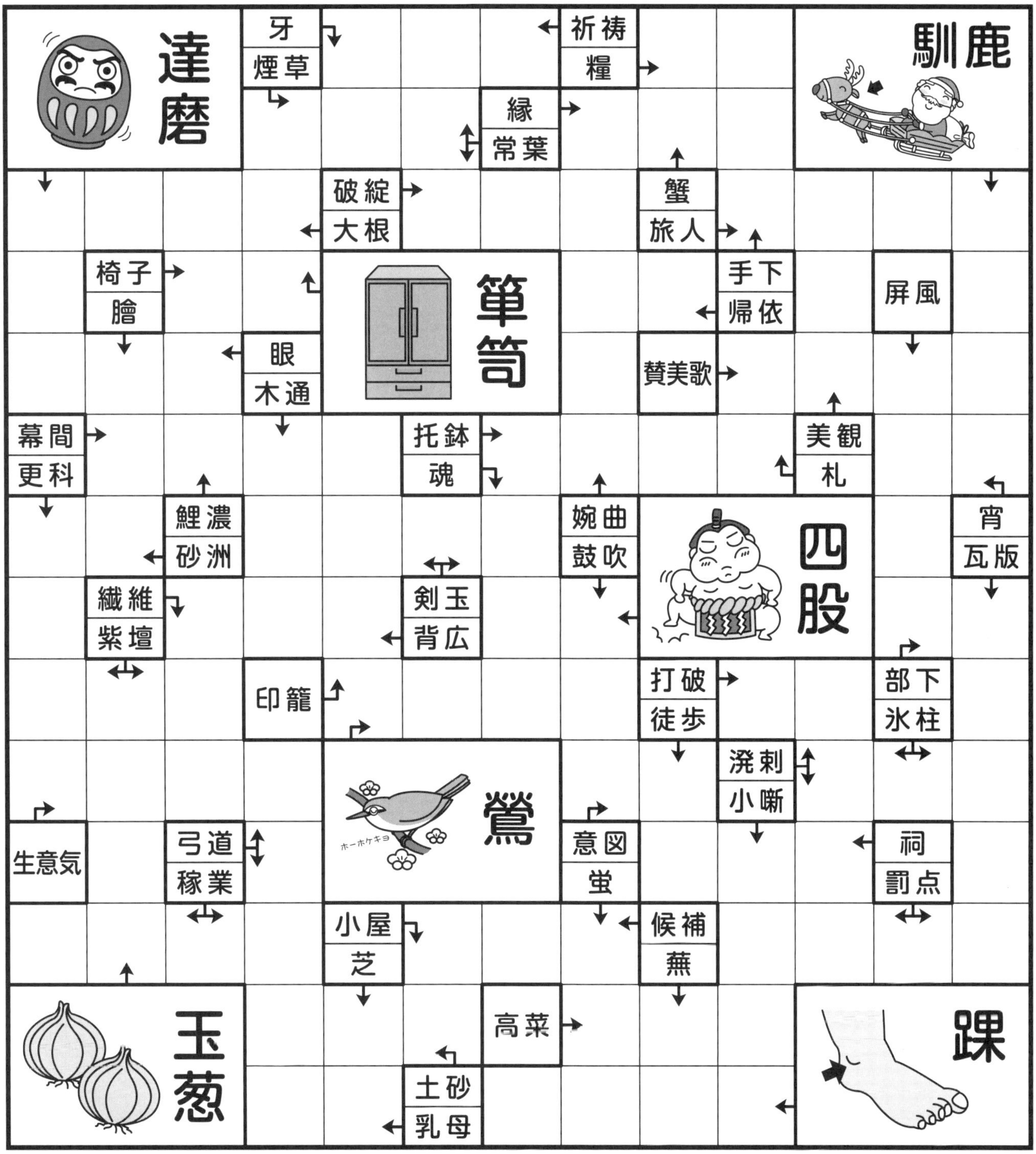

健康チェック

体温　℃	血圧［最高］　［最低］	体重　kg

朝食	昼食	夕食

解答は ◀◀◀86ページ

脳活 15 日目

近時記憶力アップ 記憶合わせ&計算

挑戦日　　月　　日	かかった時間　　分	正答数　　／5

問題 まず、Aにある絵を覚えてください。覚えたら、Aの絵を紙などで隠して、Bの計算問題を解いてください。最後に先ほど覚えた絵について、Cの質問に答えましょう。

A 次の絵を覚えてください（3分目安）

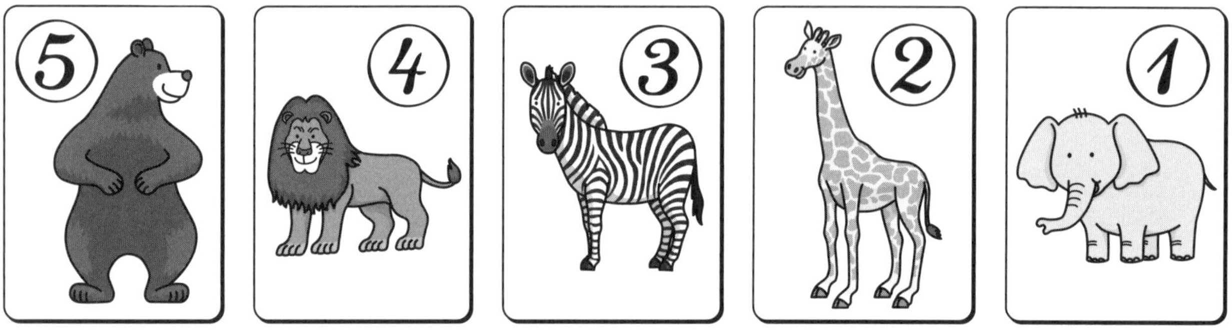

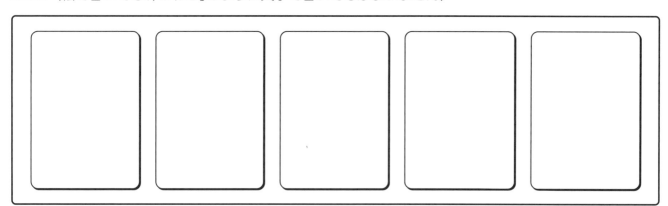

B 上の絵を紙などで隠して、次の計算式を解いてください

① $2 + 8 =$ □　② $5 \times 3 =$ □　③ $9 + 15 =$ □

④ $6 - 4 =$ □　⑤ $20 + 6 =$ □　⑥ $40 \div 5 =$ □

⑦ $17 - 9 =$ □　⑧ $7 \times 9 =$ □　⑨ $13 + 16 =$ □

C 上で覚えた絵と数字を思い出して、正しい組み合わせで書き出してみましょう

（絵で書いても、「6 ねこ」のように文字で書いてもかまいません）

健康チェック

体温　　℃	血圧［最高］　　［最低］	体重　　kg
朝食	昼食	夕食

解答は 87 ページ ▶▶▶

計算力アップ マッチ棒計算

挑戦日　　月　　日	かかった時間　　分	正答数　　／2

問題 マッチ棒でできた間違った計算式を、マッチ棒を1本だけ動かして正しい式にしましょう。見本にある数字と記号のみ有効で、演算記号の「≠」は使えません。

使用数字と記号の見本

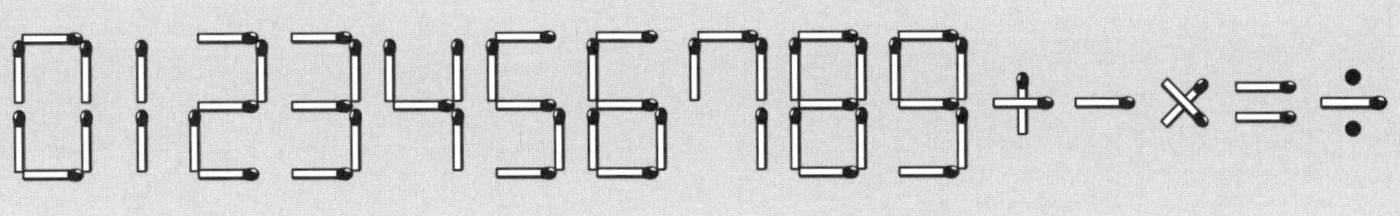

①

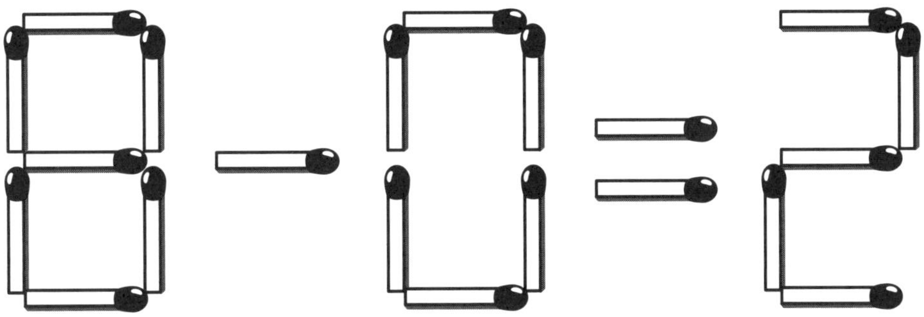

②

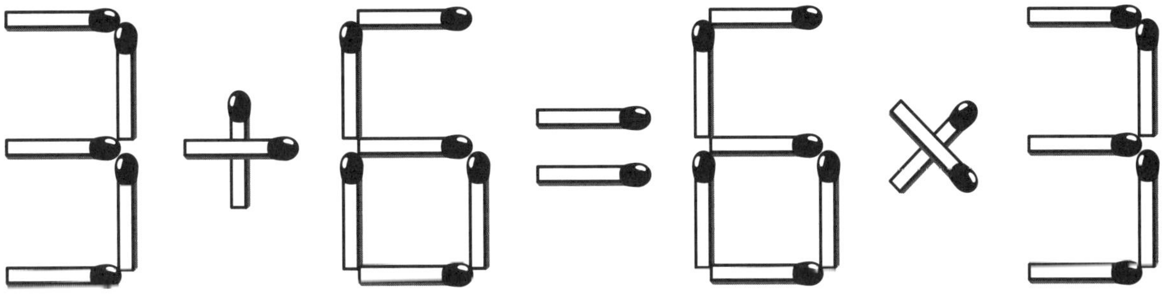

健康チェック

体温　　℃	血圧［最高］　　［最低］	体重　　kg
朝食	昼食	夕食

解答は ◀◀◀ 87ページ

思考力アップ 穴埋めしりとり

挑戦日　月　日	かかった時間　分	正答数　／2

問題 文字リストの文字を空欄に入れて、5文字言葉と6文字言葉のしりとりをそれぞれ完成させましょう。文字リストの文字は1回しか使えません。

①

は	な		ぶ	

↓

	ょ		げ	

↓

	き	じ		

↓

	せ	い		

↓

		っ	た	

↓

	た	は	ず	れ

文字リスト

い	い	き	き	き
き	く	く	く	け
け	び	び	ふ	ふ

②

く	ら		め	ー	

↓

		へ	ん		

↓

		し	な	み	

↓

	い		も	ん	

↓

	ろ			ね	

↓

	ど	も		ま	し

文字リスト

う	う	く	く	こ	こ
す	だ	だ	だ	と	と
ど	ど	ぼ	ぼ	や	や

健康チェック

体温　℃	血圧［最高］　［最低］	体重　kg
朝食	昼食	夕食

解答は87ページ▶▶▶

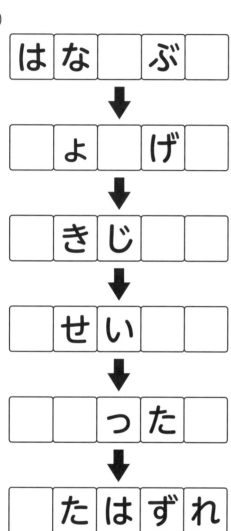

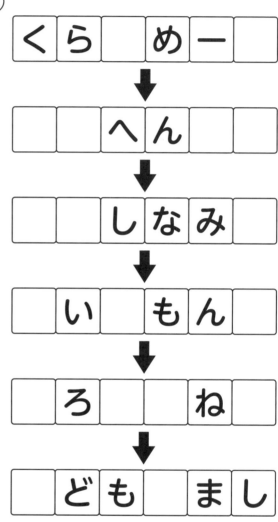

脳活18日目

視空間認知力アップ 重ねてタイル

挑戦日　月　日	かかった時間　分	正答数　／1

問題 黒いタイルがいくつか入ったA～Eの板のうち、3枚をぴったり重ねると9つのマスすべてが黒いタイルになる板はどれでしょうか。アルファベット3つで答えましょう。白いところは透明です。板は回転できますが、裏返して使うことはできません。

A

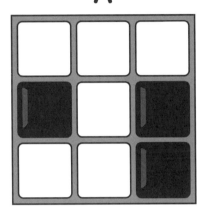

B

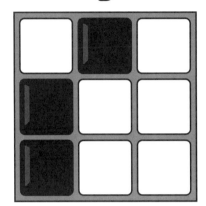

C

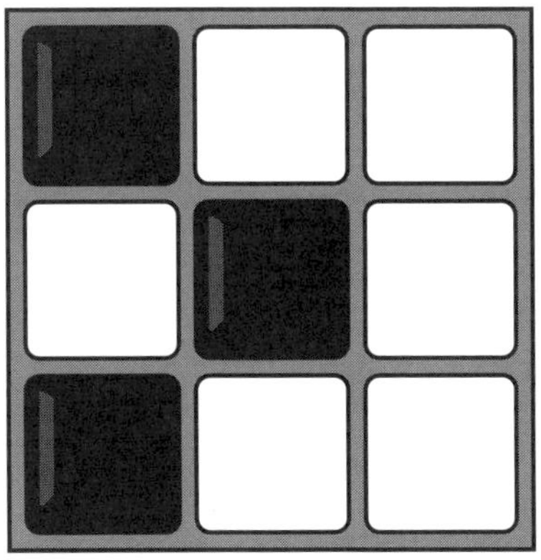

D

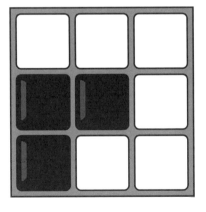

E

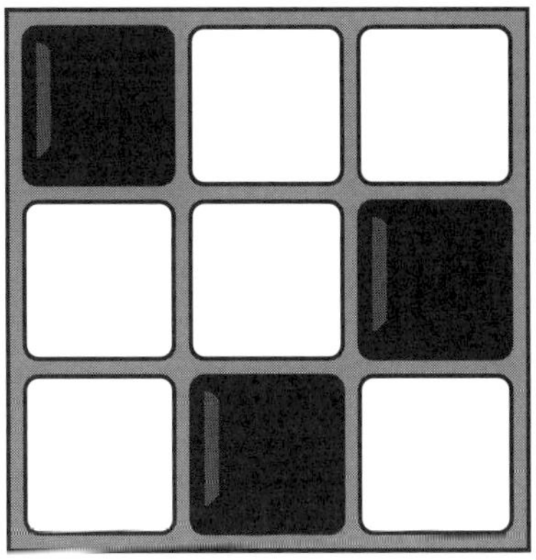

答え			

健康チェック

体温　℃	血圧［最高］　［最低］	体重　kg
朝食	昼食	夕食

解答は ◀◀◀ 87ページ

脳活 19 日目

注意力アップ まちがい探し

挑戦日　　月　　日	かかった時間　　分	正答数　　／7

問題 上と下のイラストには、違うところが7か所あります。7つすべてのまちがいを見つけて、○で囲んでください。

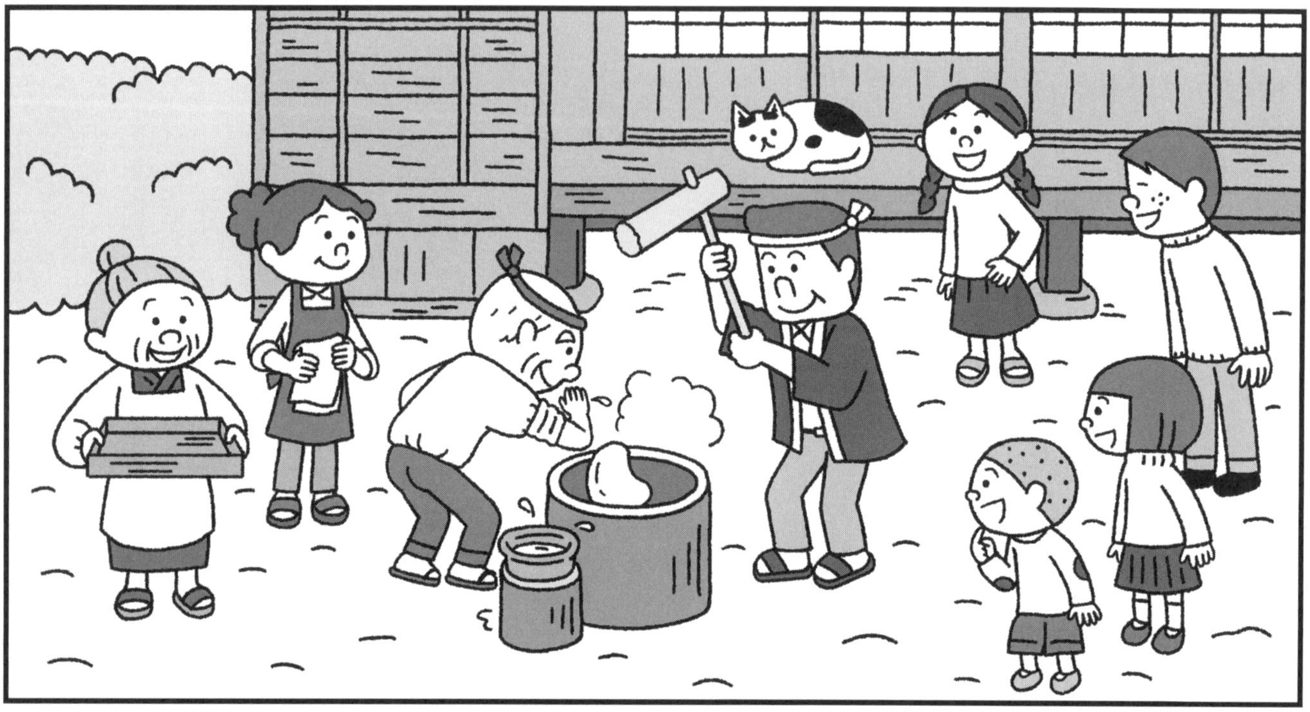

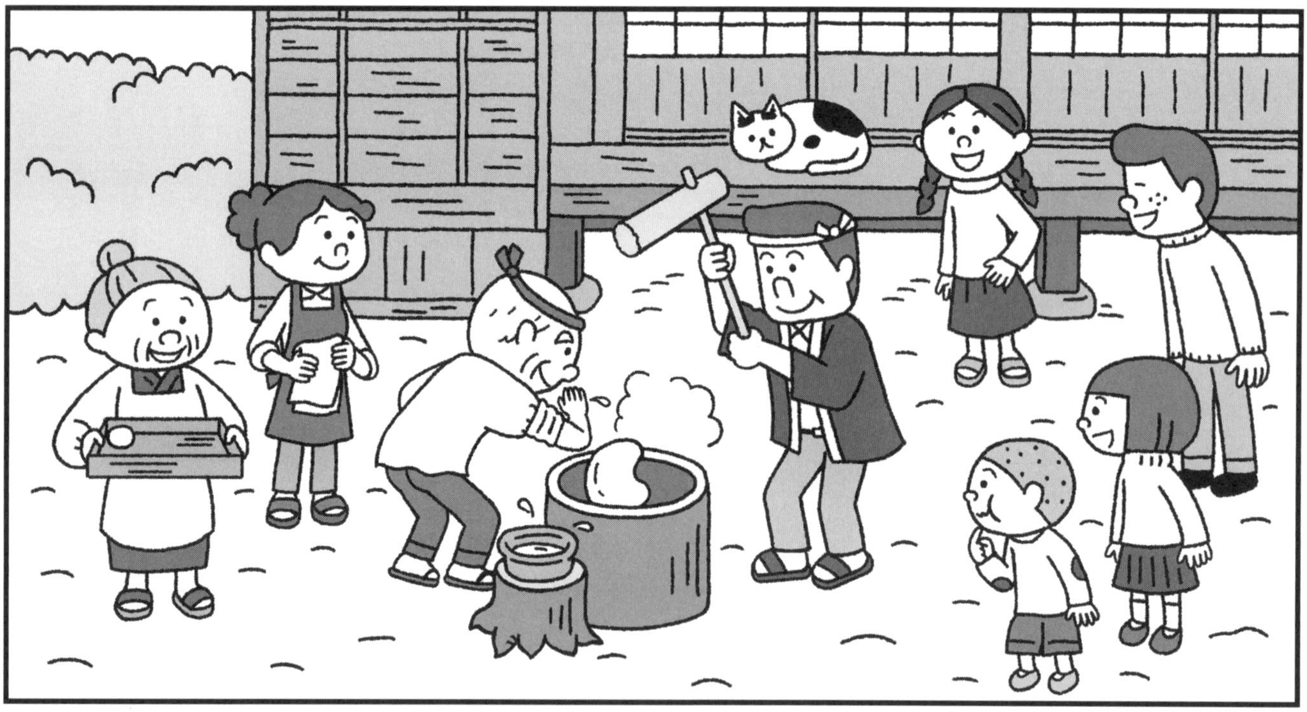

健康チェック

体温　　℃	血圧［最高］　　［最低］	体重　　kg
朝食	昼食	夕食

解答は
87 ページ ▶▶▶

作業記憶力アップ ナンバークロスワード

挑戦日　　月　　日	かかった時間　　分	正答数　　／1

問題 同じ数字のマスに同じカタカナが入ります。すでに出ているカタカナをヒントに、クロスワードと同じように言葉を入れていきます。下にある数字⇔文字対応表にカタカナをメモして、どの数字にどのカタカナが入るかを確認しながら完成させてください。

1 ミ	2 ソ	3 シ	4 ル	■	5	3	3	6
1	■	6	7	2	8	■	9	7
9	7	3	■	8	10	11	12	■
10	10	1	1	■	11	8	3	11
■	13	■	13	11	8	3	■	8
6	7	5	4	■	12	10	6	7
7	■	13	■	6	10	■	6	■
12	7	10	11	8	■	6	9	1
10	5	■	9	12	4	■	7	2

数字⇔文字対応表

1	2	3	4	5	6	7	8	9
ミ	ソ	シ	ル					

10	11	12	13

健康チェック

体温　　℃	血圧［最高］　　［最低］	体重　　kg

朝食	昼食	夕食

解答は ◀◀◀ 88 ページ

脳活21日目

計算力アップ マーク計算

挑戦日　月　日 ｜ かかった時間　分 ｜ 正答数　／1

問題 指定されたマーク（記号やイラスト）の中にある数字をすべて足しましょう。角度や大きさにまどわされずに指定のマークを見つけ出して、合計数を答えてください。

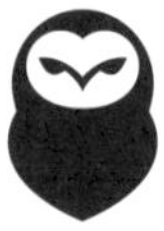 と  2つのマークの合計は？

答え

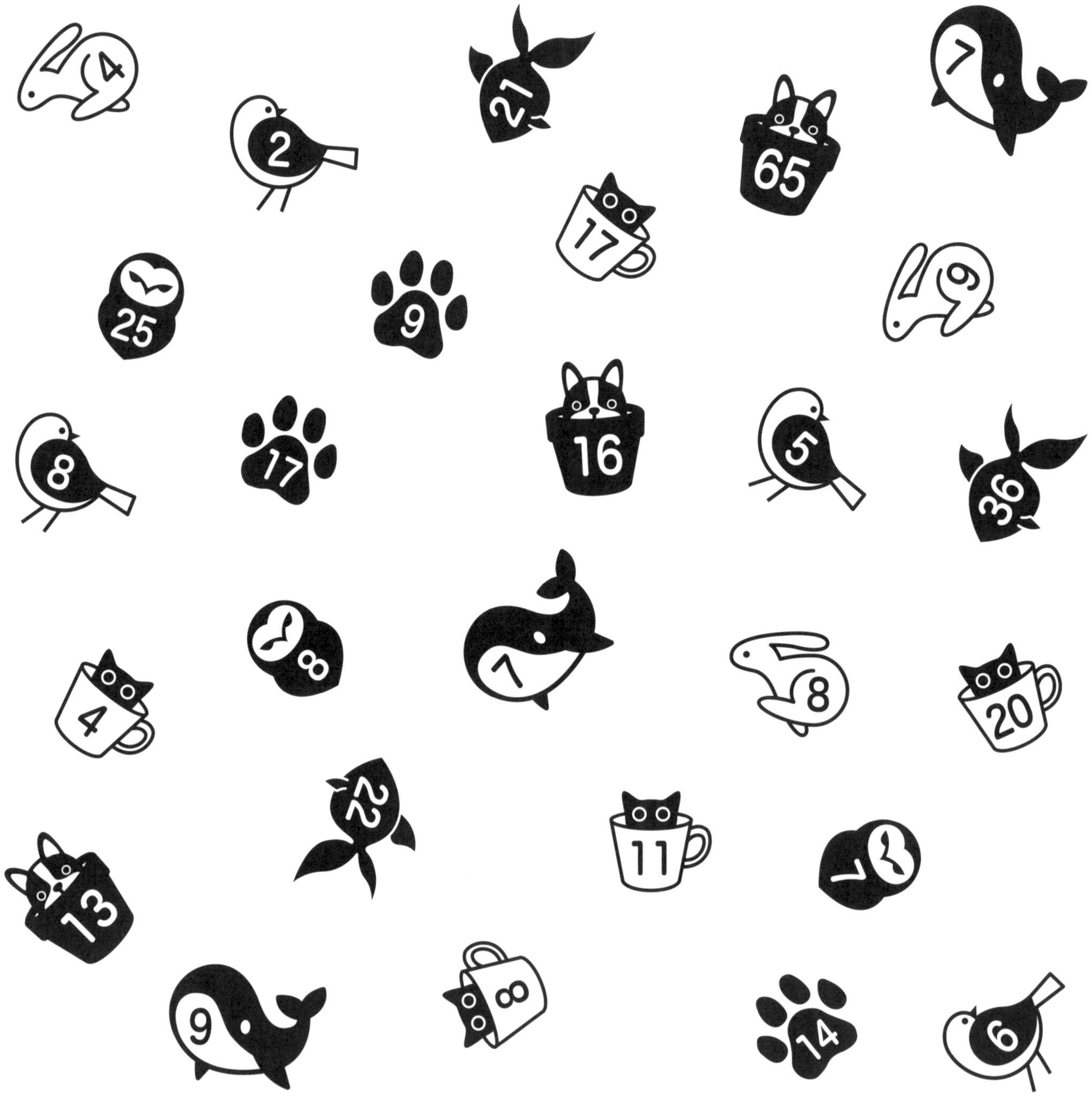

健康チェック

体温　℃	血圧［最高］	［最低］	体重　kg
朝食	昼食	夕食	

解答は
88ページ▶▶▶

思考力アップ 並べ替え熟語作り

挑戦日　　月　　日	かかった時間　　分	正答数　　／6

問題 ひらがなを並べ替えると、ある言葉になります。できた言葉を漢字で書いて答えましょう。①～③は三字熟語、④～⑥は四字熟語です。

①

う　ど
ん
か　せ

答え □□□

②

こ　ん
ろ　と
ば　ち

答え □□□

③

ま　す　だ
い　し　ょ
う

答え □□□

④

お　ん
ど　く
う　い

答え □□□□

⑤

し　ょ　う
さ　ぼ
ん　ち

答え □□□□

⑥

せ　っ　ち
き　ょ　か
ど　う

答え □□□□

健康チェック

体温　℃	血圧〔最高〕　〔最低〕	体重　kg
朝食	昼食	夕食

解答は ◀◀◀ 88 ページ

脳活 23 日目

注意力アップ ワンペア探し

挑戦日　　月　　日	かかった時間　　分	正答数　　／3

問題 すべて違うように見える文字の中には、①～③にそれぞれひと組だけ同じ文字があります。1つだけのワンペアを見つけて答えましょう。

①　答え

耳	腕	肩	胸	歯	睫
手	肘	踵	瞳	眼	口
頬	膝	目	尻	頭	腹
喉	背	鼻	脛	首	足
眉	唇	股	肘	毛	腿
爪	瞼	指	腰	額	舌

②　答え

ラ	ヌ	ポ	ヰ	ミ	コ
ウ	ズ	チ	タ	ド	ハ
ロ	キ	ユ	モ	リ	ケ
プ	メ	ノ	レ	ピ	ヱ
ム	ク	ネ	ヲ	ヨ	シ
ニ	ド	セ	ル	ス	テ

③　答え

900	680	301	263	081	958	
517	785	300	949	744	410	193
859	442	239	686	527	231	
778	805	410	163	887	500	146
041	223	632	535	470	907	
008	440	821	216	845	668	314

健康チェック

体温　　℃	血圧［最高］　　［最低］	体重　　kg
朝食	昼食	夕食

解答は 88ページ ▶▶▶

脳活24日目

視空間認知力アップ バラバラ二字熟語

挑戦日　　月　　日	かかった時間　　分	正答数　　／9

問題 手紙に関係する二字熟語がバラバラになっています。元の熟語をそれぞれ漢字2文字で答えましょう。

①
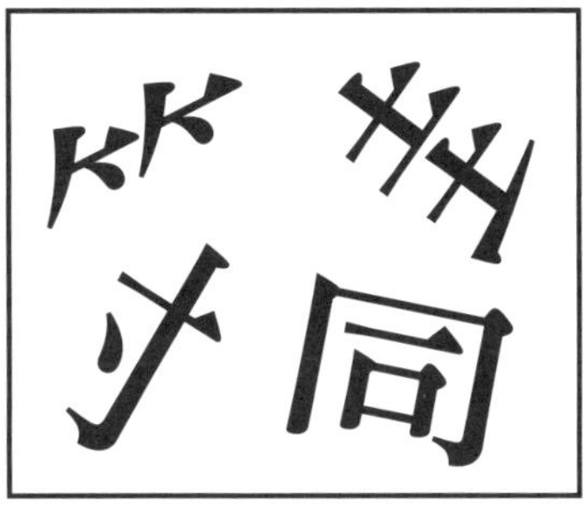

答え

②
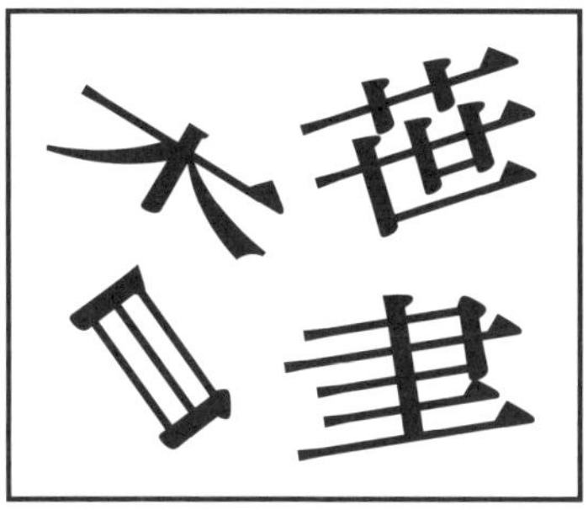

答え

③
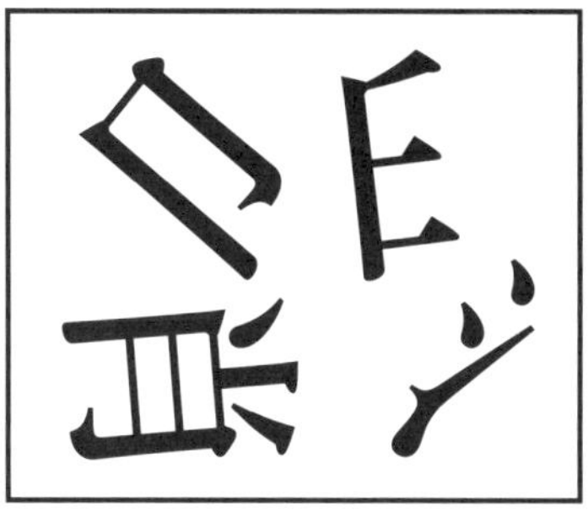

答え

④
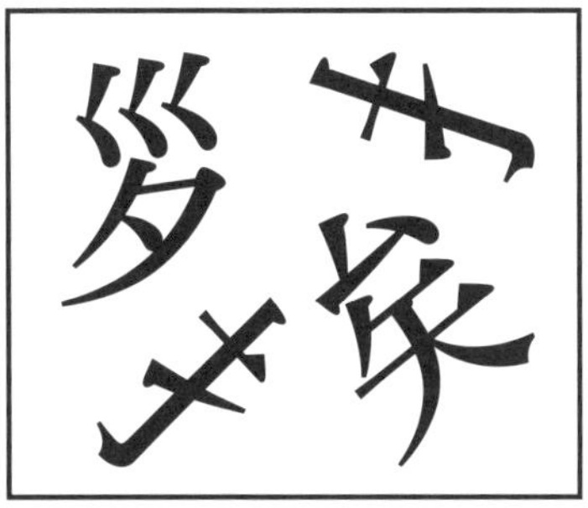

答え

⑤
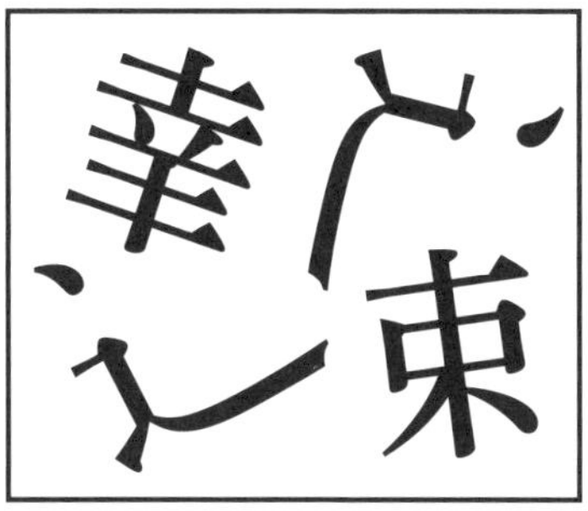

答え

⑥
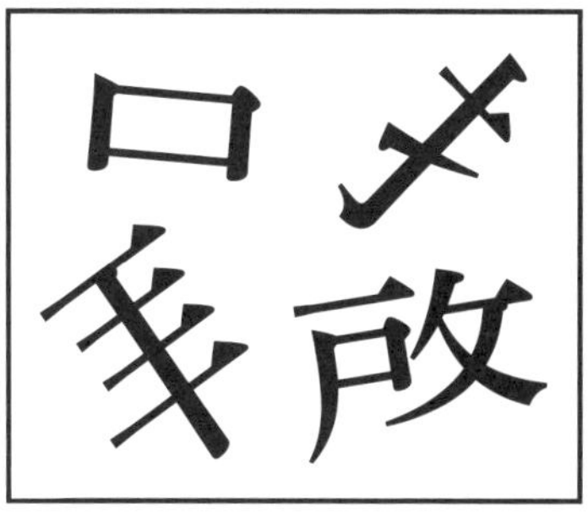

答え

⑦
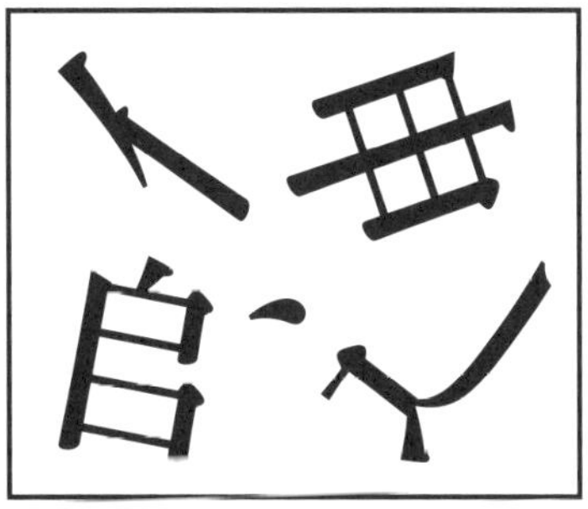

答え

⑧
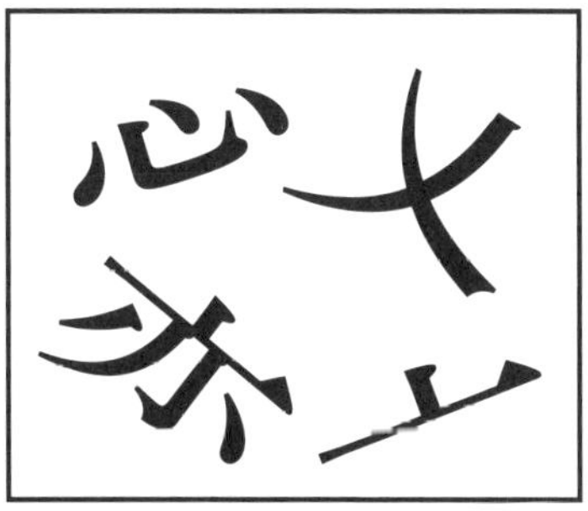

答え

⑨
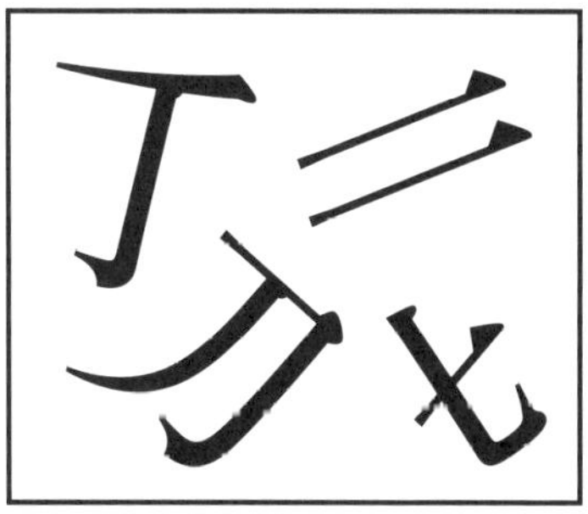

答え

解答は ◀◀◀ 88ページ

健康チェック

体温　℃	血圧［最高］　［最低］	体重　kg
朝食	昼食	夕食

作業記憶力アップ 6×6ナンプレ

挑戦日　　月　　日 ｜ かかった時間　　分 ｜ 正答数　　／2

問題 ルールに従って空いているマスに1～6の数字を入れるナンプレ（ナンバープレース）です。ルールと例を見ながら、すべてのマスに数字を入れましょう。

①

	2	5	4		
					1
		3		1	
	6		2		
5					
		2	3	4	

②

	1			4	
		2	3		
1					5
4					6
		4	2		
	3			6	

《ルール》

❶空いているマスに１から６のいずれかの数字を入れる

❷タテの列、ヨコの列、太線で囲まれたブロック（２×３マス）にもそれぞれ１から６の数字が１つずつ入る

❸同じ行やブロックの中で数字が重複してはならない

《例》

タテ列　ヨコ列　ブロック

5			1	3	
1	6			2	4
4	1	2			
			4	1	2
2	4			6	5
	3	5			1

↓

5	2	4	1	3	6
1	6	3	5	2	4
4	1	2	6	5	3
3	5	6	4	1	2
2	4	1	3	6	5
6	3	5	2	4	1

健康チェック

体温　　℃ ｜ 血圧［最高］　　［最低］ ｜ 体重　　kg

朝食 ｜ 昼食 ｜ 夕食

解答は 89ページ ▶▶▶

脳活 26 日目

計算力アップ 時計計算

挑戦日　　月　　日	かかった時間　　分	正答数　　／4

問題 ①と②はアナログ時計、③と④はデジタル時計の示す時間から、それぞれの問題の答えが何時何分になるかを書き込みましょう。デジタル時計は 24 時間表記です。

① 1時間5分前は？

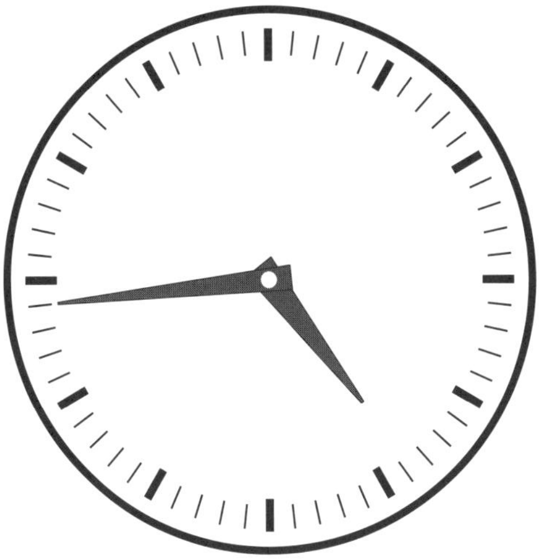

答え　　時　　分

② 1時間45分後は？

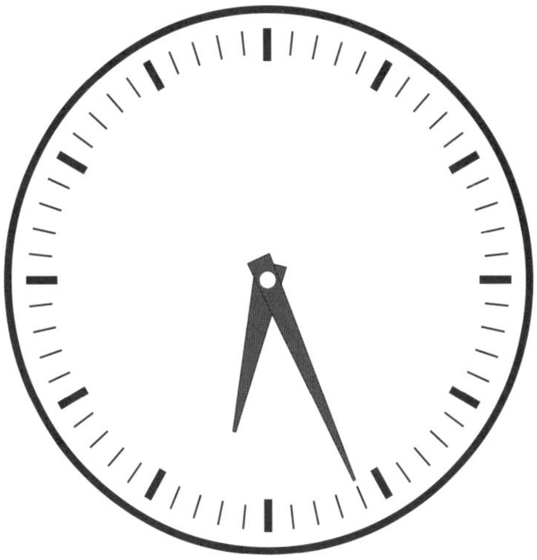

答え　　時　　分

③ 3時間33分前は？

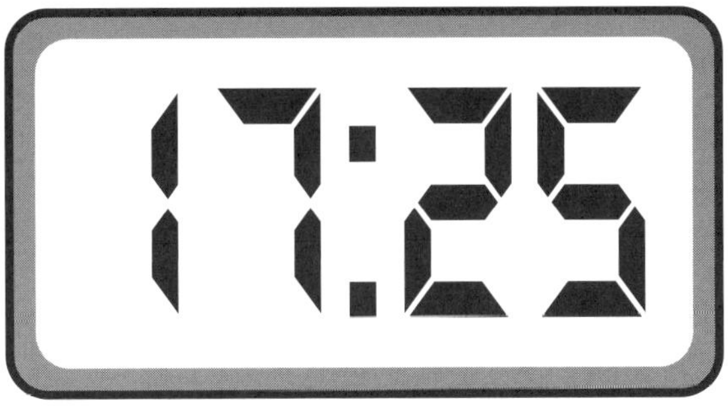

答え　　時　　分

④ 12時間27分後は？

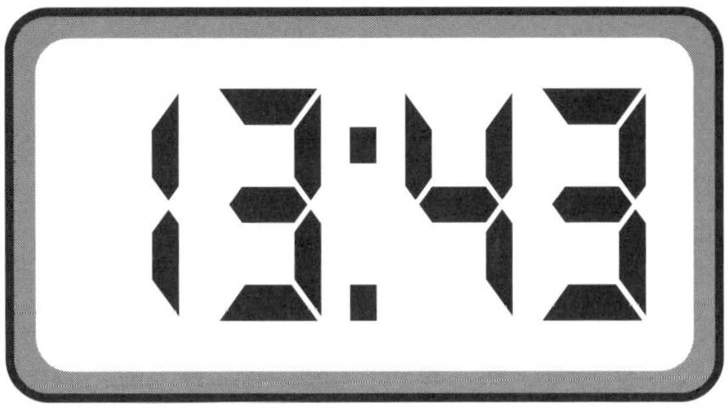

答え　　時　　分

解答は ◀◀◀ 89 ページ

健康チェック

体温　　℃	血圧［最高］　　［最低］	体重　　kg
朝食	昼食	夕食

脳活27日目

思考力アップ 言葉つなぎ

挑戦日　　月　　日	かかった時間　　分	正答数　　／2

問題 左から右へ読むと5文字の言葉になるように、点と点を線でつなぎましょう。

①

ツ・	・レカ・	・ボシ
テ・	・ウキ・	・ラン
ブ・	・キノ・	・クシ
ホ・	・ナワ・	・ヤマ
セ・	・ーメ・	・タリ

②

ムナ・	・モ・	・セン
ソッ・	・ザ・	・ンド
アー・	・チ・	・カリ
リー・	・サ・	・ノケ
ノビ・	・グ・	・ワギ

健康チェック

体温　　℃	血圧［最高］　　［最低］	体重　　kg
朝食	昼食	夕食

解答は 89 ページ ▶▶▶

脳活28日目

視空間認知力アップ ピース塗り絵

挑戦日　　月　　日	かかった時間　　分	正答数　　／1

問題 ★の入ったピースを塗りつぶして、絵を完成させてください。何が現れるでしょうか？

答え

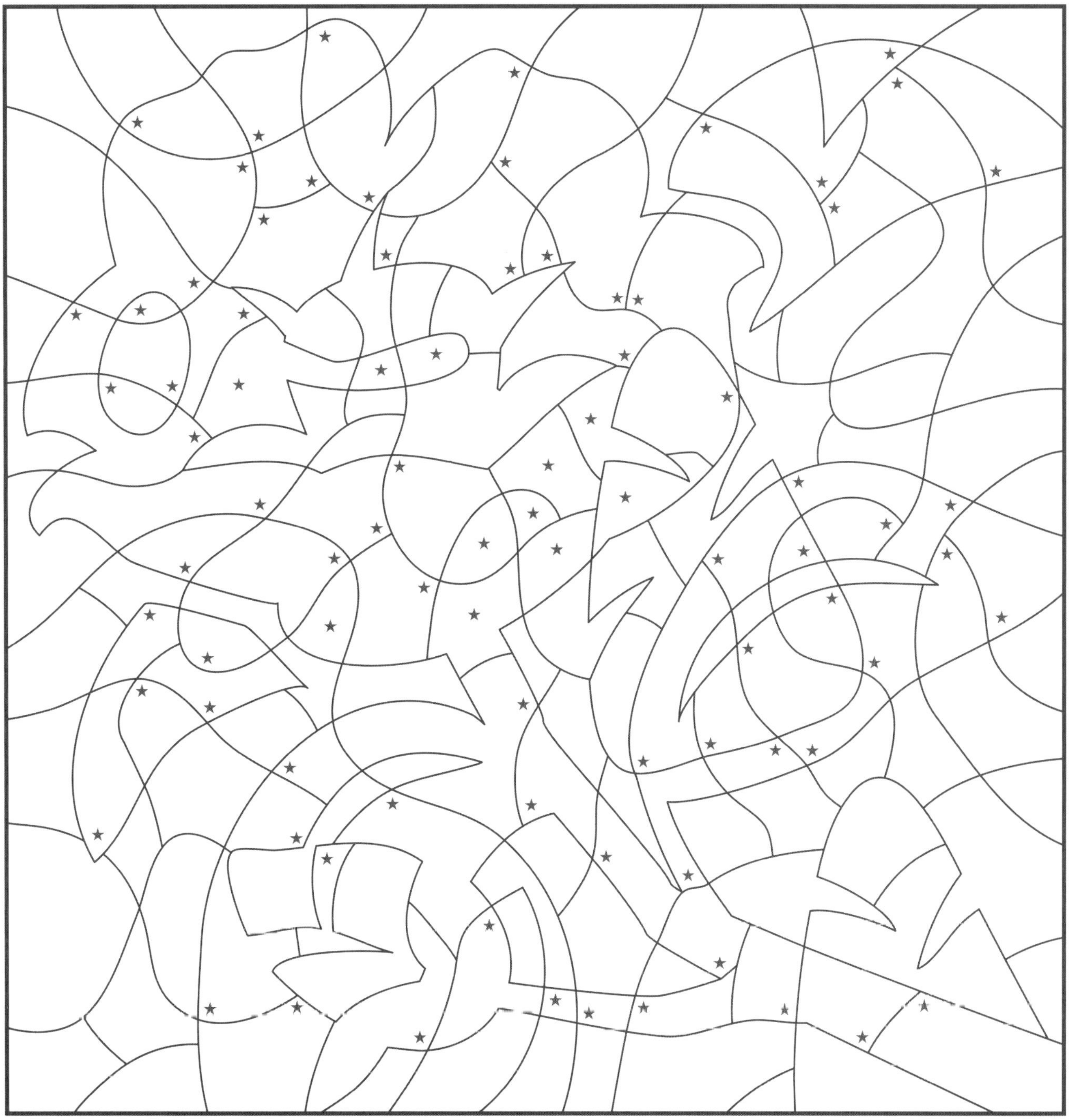

健康チェック

体温　　℃	血圧［最高］　　［最低］	体重　　kg
朝食	昼食	夕食

解答は ◀◀◀ 89 ページ

脳活29日目

注意力アップ 熟語しりとり迷路

挑戦日　　月　　日	かかった時間　　分	正答数　　／1

問題 左上のスタートから始めて右下のゴールまで、熟語の読みでしりとりをしながら進みましょう。タテとヨコにしか進めず、1つの熟語は1回しか通れません。

スタート

健康	海風	全部	武士	油脂	渋皮	和声
運命	吐息	無事	豚児	城主	若者	意見
囲碁	玄人	自宅	帝都	得意	祝詞	年男
娯楽	靴底	狛犬	切手	石臼	砂場	講師
詩吟	調子	沼地	知識	未開	番組	診断

ゴール

健康チェック

体温　　℃	血圧［最高］　　［最低］	体重　　kg

朝食	昼食	夕食

解答は89ページ ▶▶▶

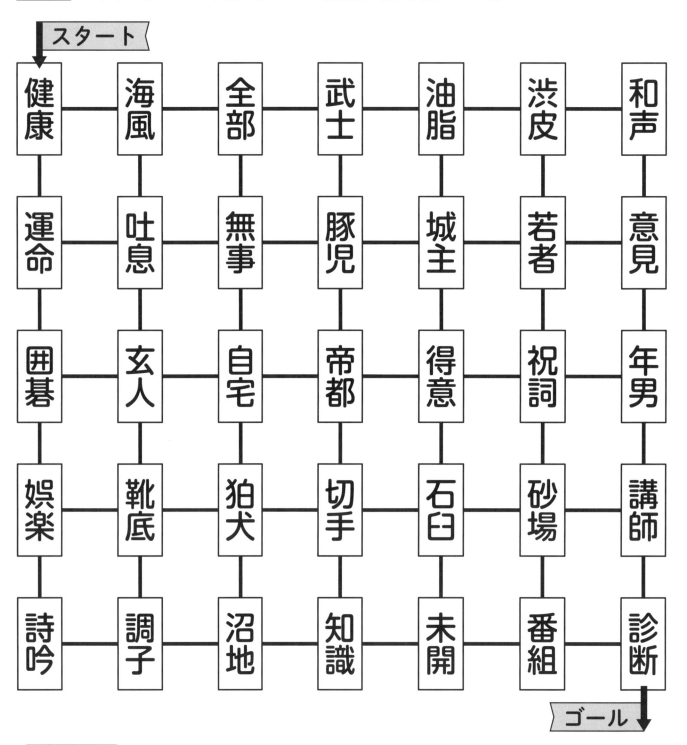

脳活30日目

判断力アップ イラストジグソー

挑戦日　月　日	かかった時間　分	正答数　／3

問題　中央のイラストをジグソーパズルにしました。周りにあるピースを組み合わせると、なぜかどこにも当てはまらないピースが3つありました。当てはまらないピースはどれでしょうか。アルファベットに○をつけて答えてください。

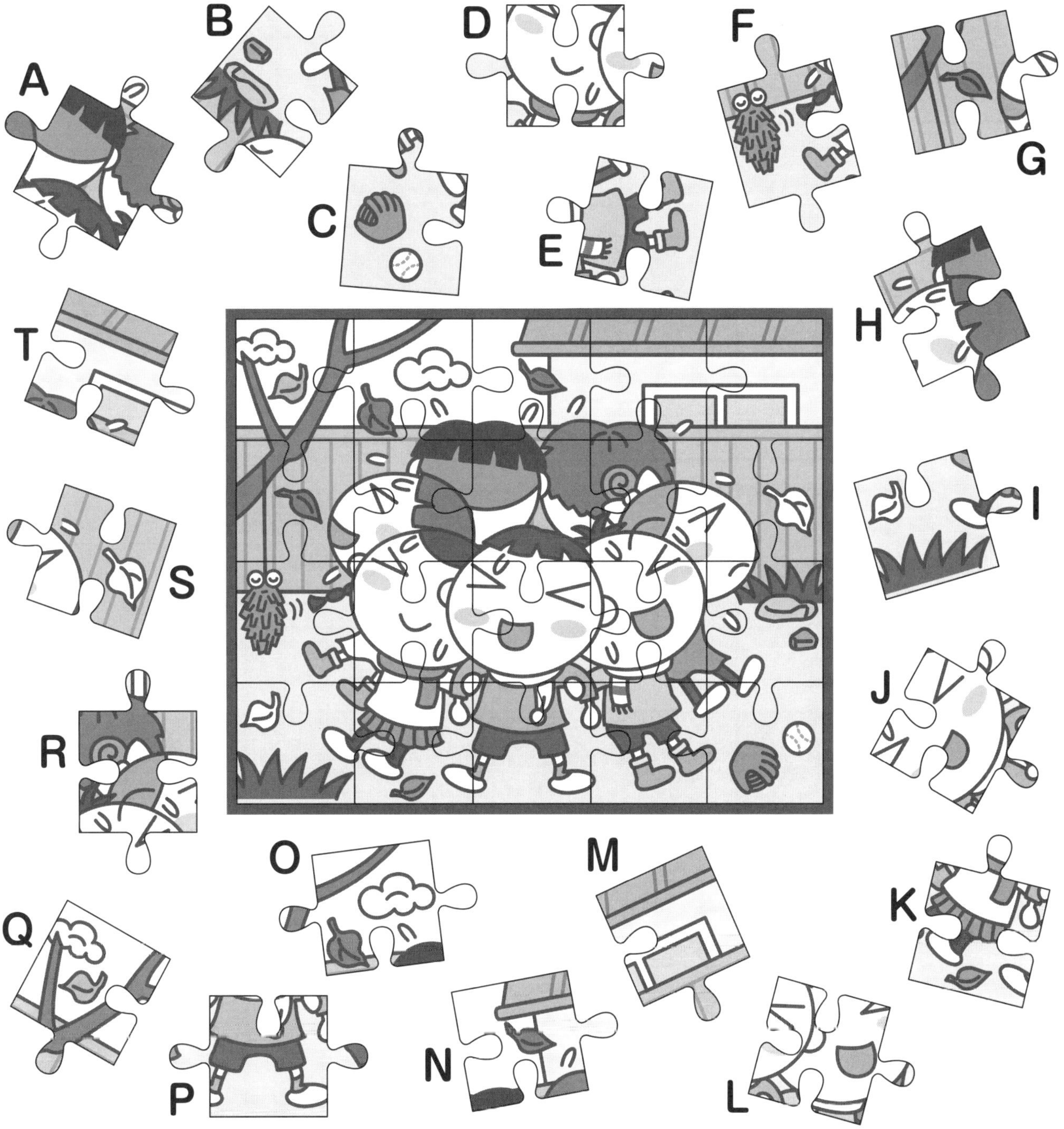

健康チェック

解答は ◀◀◀ 89 ページ

体温　℃	血圧［最高］　［最低］	体重　kg
朝食	昼食	夕食

脳活**31**日目

作業記憶力アップ アロークロスワード

挑戦日　　月　　日	かかった時間　　分	正答数　　／1

問題 矢印が指すマスの並びに漢字の読みを入れるアロークロスです。読みはタテ並びのマスのときは上から、ヨコ並びのマスのときは左から書き入れてください。

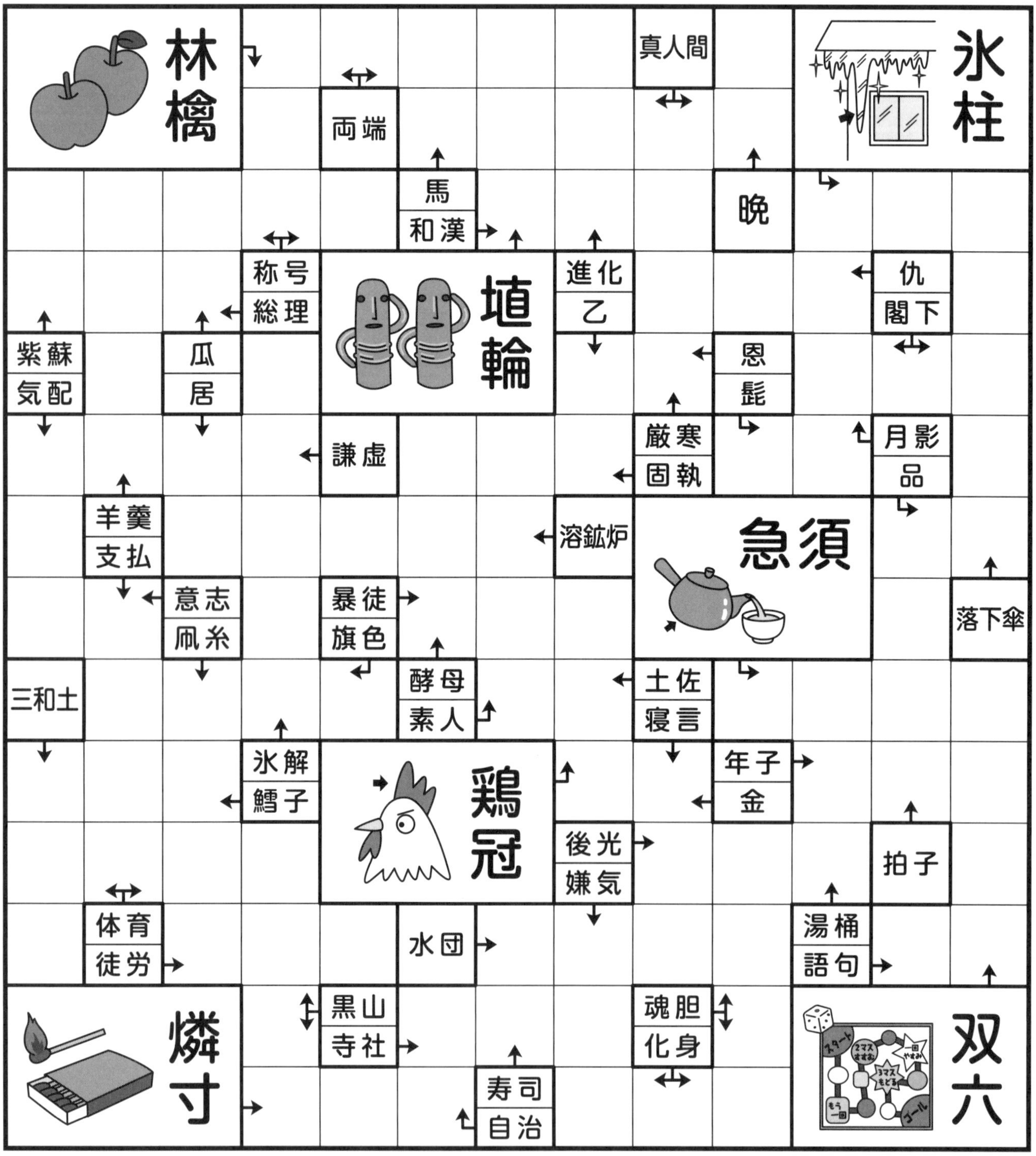

健康チェック

体温　　℃	血圧［最高］　　［最低］	体重　　kg

朝食	昼食	夕食

解答は 90ページ ▶▶▶

計算力アップ マッチ棒計算

挑戦日　　月　　日	かかった時間　　分	正答数　　／2

問題 マッチ棒でできた間違った計算式を、マッチ棒を1本だけ動かして正しい式にしましょう。見本にある数字と記号のみ有効で、演算記号の「≠」は使えません。

使用数字と記号の見本

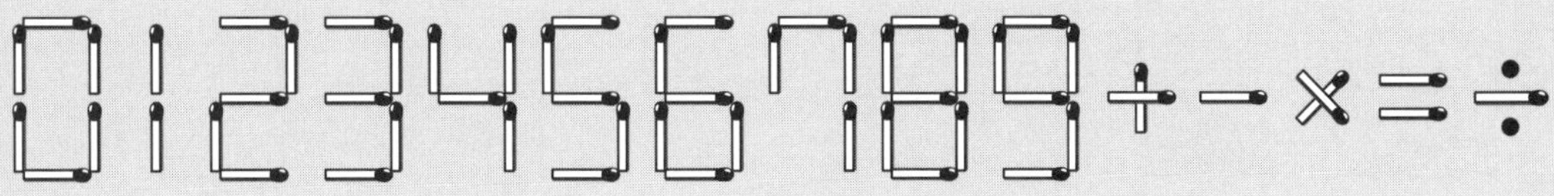

①

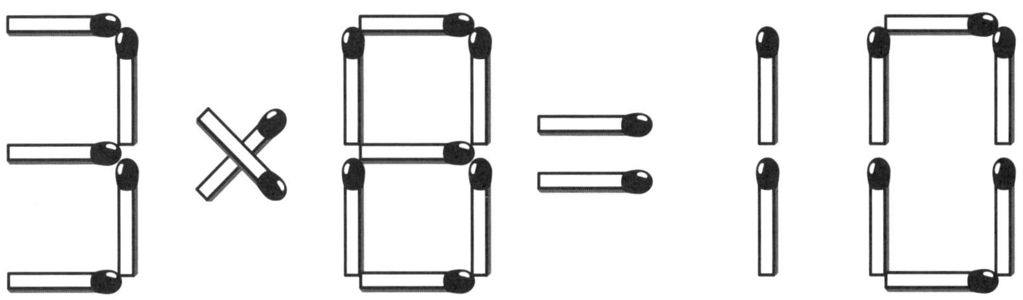

②

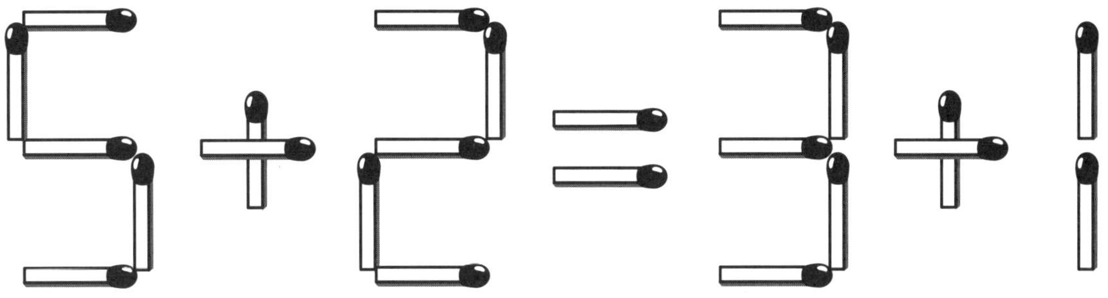

解答は ◀◀◀ 90ページ

健康チェック

体温　　℃	血圧［最高］　　［最低］	体重　　kg
朝食	昼食	夕食

思考力アップ 穴埋めしりとり

挑戦日　　月　　日	かかった時間　　分	正答数　　／2

問題 文字リストの文字を空欄に入れて、5文字言葉と6文字言葉のしりとりをそれぞれ完成させましょう。文字リストの文字は1回しか使えません。

①

さ	ん	ど		
		し	も	
	ら		ご	
	し	の		
	ょ	こ	ざ	
	き		こ	り

文字リスト

い	い	い	が	が
さ	さ	し	ち	ち
と	と	の	の	の

②

な	た		あ	ぶ	
	ん	ぼ			
	り			よ	
	か	つ	り	ぶ	
	み		に		
	が	こ		さ	く

文字リスト

い	い	う	う	ず	ず
ね	ね	ね	の	の	の
み	み	も	も	ら	ら

健康チェック

体温　　℃	血圧［最高］　　［最低］	体重　　kg
朝食	昼食	夕食

解答は90ページ▶▶▶

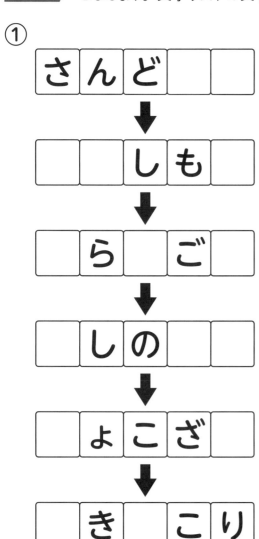

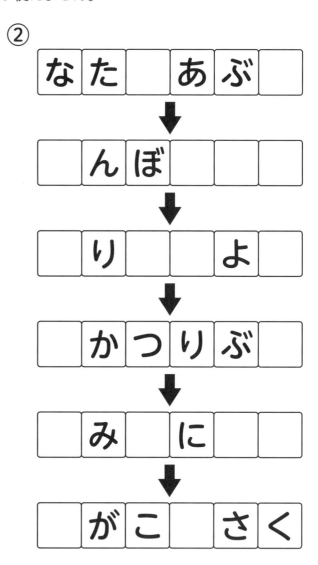

脳活34日目

視空間認知力アップ 重ねてタイル

挑戦日　月　日｜かかった時間　分｜正答数　／1

問題 黒いタイルがいくつか入ったA～Eの板のうち、3枚をぴったり重ねると9つのマスすべてが黒いタイルになる板はどれでしょうか。アルファベット3つで答えましょう。白いところは透明です。板は回転できますが、裏返して使うことはできません。

A

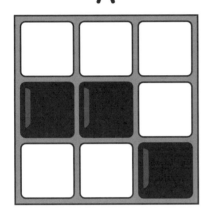

B

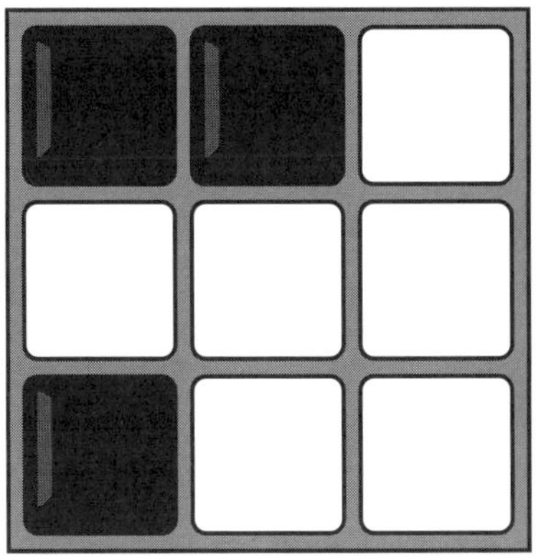

C

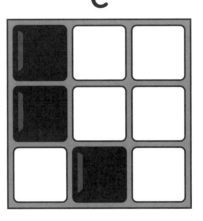

D

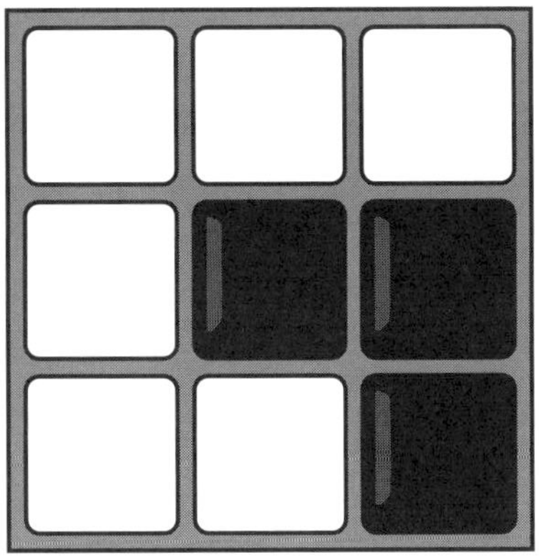

E

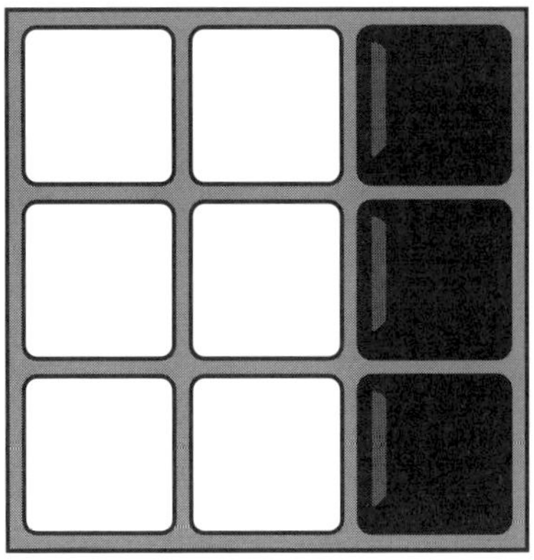

答え

健康チェック

体温　℃	血圧［最高］　［最低］	体重　kg
朝食	昼食	夕食

解答は ◀◀◀ 90 ページ

注意力アップ まちがい探し

挑戦日　　月　　日	かかった時間　　分	正答数　　／7

問題　上と下のイラストには、違うところが7か所あります。7つすべてのまちがいを見つけて、○で囲んでください。

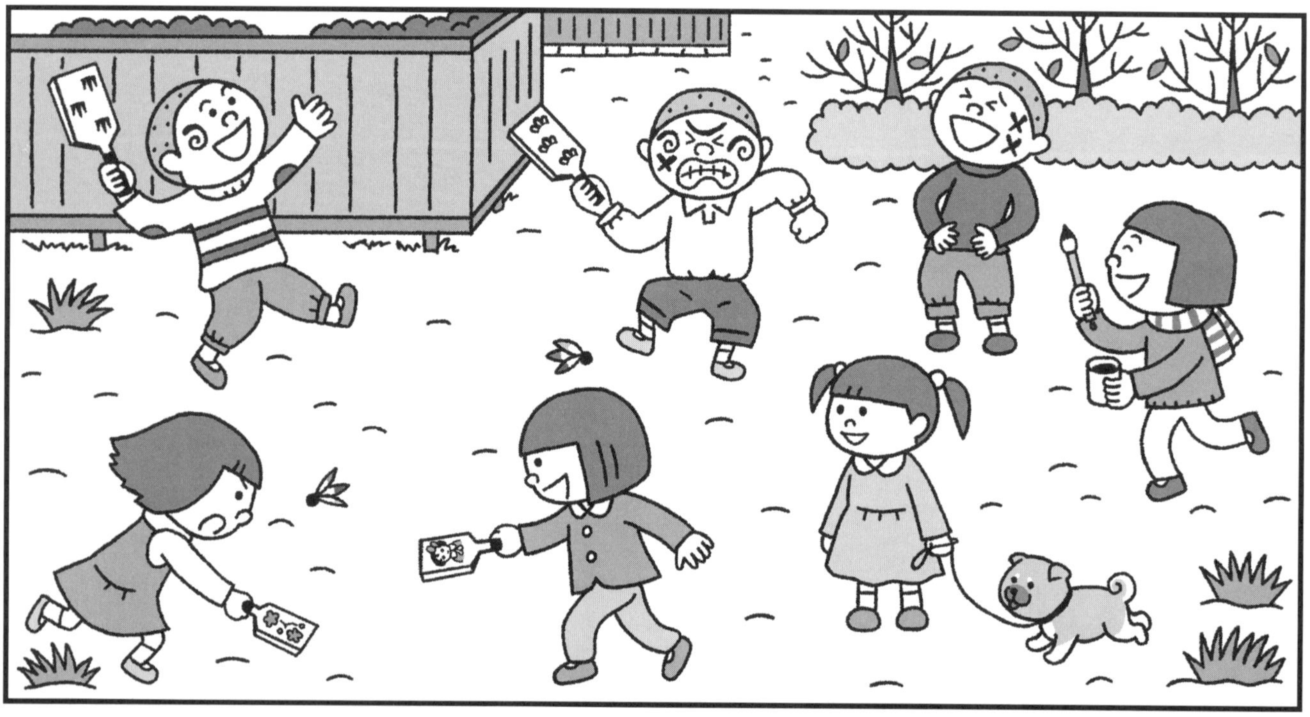

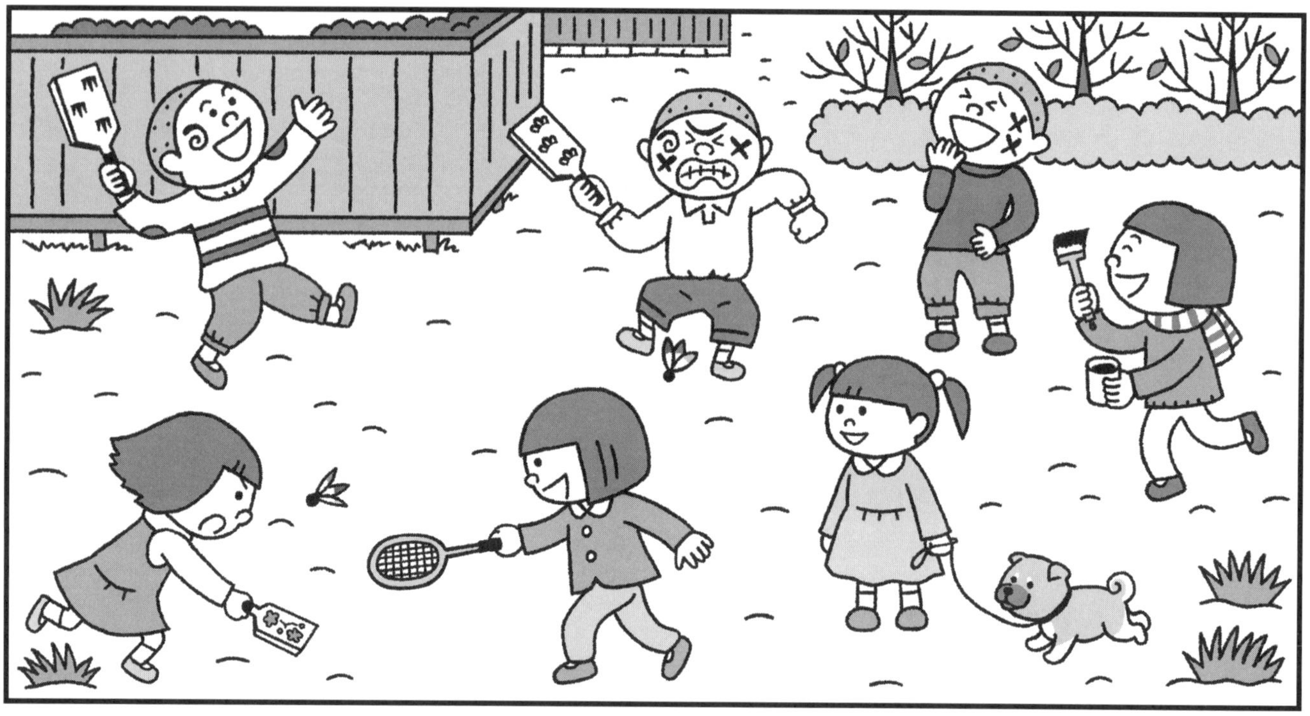

健康チェック

体温　　℃	血圧［最高］　　［最低］	体重　　kg
朝食	昼食	夕食

解答は 91ページ ▶▶▶

作業記憶力アップ ナンバークロスワード

挑戦日　月　日	かかった時間　分	正答数　／1

問題 同じ数字のマスに同じカタカナが入ります。すでに出ているカタカナをヒントに、クロスワードと同じように言葉を入れていきます。下にある数字⇔文字対応表にカタカナをメモして、どの数字にどのカタカナが入るかを確認しながら完成させてください。

1 サ	2 ト	3 ヤ	4 マ	■	4	4	5	6
1	■	4	4	7	2	■	8	9
10	1	10	■	11	9	12	11	■
■	9	■	10	5	■	11	■	5
5	4	2	2	■	1	1	3	5
6	■	2	4	12	10	■	4	6
■	8	11	7	■	7	11	7	■
1	9	■	10	12	■	8	3	4
3	3	8	■	4	6	9	■	12

数字⇔文字対応表

1	2	3	4	5	6	7	8	9
サ	ト	ヤ	マ					

10	11	12

健康チェック

体温　℃	血圧［最高］　［最低］	体重　kg
朝食	昼食	夕食

解答は ◀◀◀ 91 ページ

計算力アップ マーク計算

挑戦日　　月　　日	かかった時間　　分	正答数　　／1

問題 指定されたマーク（記号やイラスト）の中にある数字をすべて足しましょう。角度や大きさにまどわされずに指定のマークを見つけ出して、合計数を答えてください。

 と 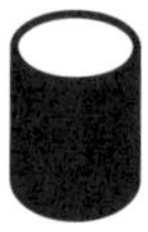 2つのマークの合計は？

答え	

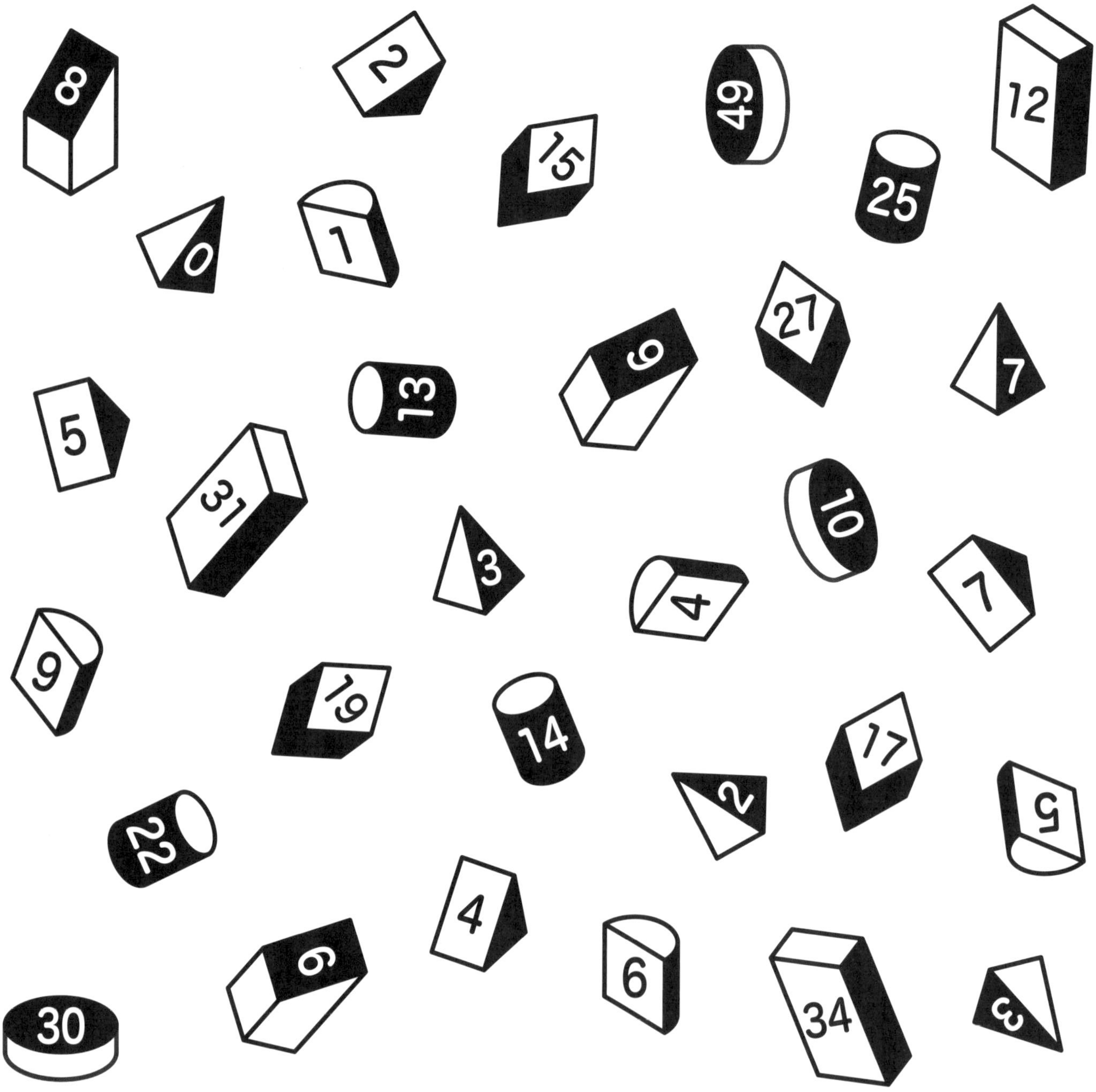

健康チェック

体温　　℃	血圧［最高］　　［最低］	体重　　kg
朝食	昼食	夕食

解答は 91ページ ▶▶▶

思考力アップ 並べ替え熟語作り

挑戦日　月　日	かかった時間　分	正答数　／6

問題 ひらがなを並べ替えると、ある言葉になります。できた言葉を漢字で書いて答えましょう。①～③は三字熟語、④～⑥は四字熟語です。

①

ち　ん
み
ぽ　さ

答え □□□

②

ば　ん
と　で
し　ょ

答え □□□

③

こ　し　ば
い　ら　く
だ

答え □□□

④

む　じ
ん　こ
つ　じ

答え □□□□

⑤

う　ど　ん
だ　ん　ご
ご

答え □□□□

⑥

し　ゅ　っ
ぱ　い　ん
う　た　い

答え □□□□

解答は ◀◀◀ 91 ページ

健康チェック

体温　℃	血圧［最高］　［最低］	体重　kg
朝食	昼食	夕食

注意力アップ ワンペア探し

挑戦日　　月　　日	かかった時間　　分	正答数　　／3

問題 すべて違うように見える文字の中には、①～③にそれぞれひと組だけ同じ文字があります。1つだけのワンペアを見つけて答えましょう。

①　答え

28	86	34	23	11	90
59	14	51	21	85	61
47	38	24	99	62	22
70	49	75	35	15	88
95	22	46	20	73	17
84	52	76	10	79	64

②　答え

麦	芋	醤	椒	甘	馬
黍	蜜	葉	苦	酪	鶏
卵	果	米	魚	辛	酢
豆	菜	瓜	噌	油	牛
粟	旨	乳	羊	糖	根
蜜	酥	茸	酒	塩	酸

③　答え

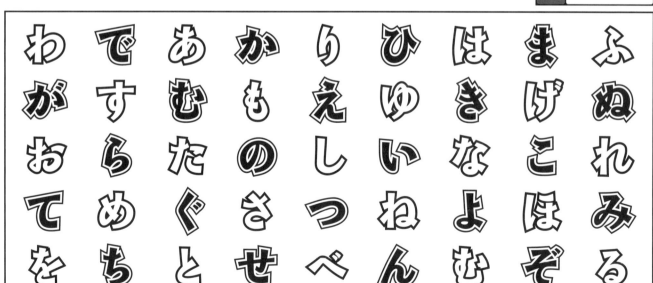

わ	で	あ	か	り	ひ	は	ま	ふ
が	す	む	も	え	ゆ	き	げ	ぬ
お	ら	た	の	し	い	な	こ	れ
て	め	ぐ	さ	つ	ね	よ	ほ	み
を	ち	と	せ	べ	ん	む	ぞ	る

健康チェック

体温　　℃	血圧［最高］　　［最低］	体重　　kg
朝食	昼食	夕食

解答は 91ページ ▶▶▶

視空間認知力アップ バラバラ二字熟語

挑戦日　　月　　日	かかった時間　　分	正答数　　／9

問題 新春に関係する二字熟語がバラバラになっています。元の熟語をそれぞれ漢字2文字で答えましょう。

①
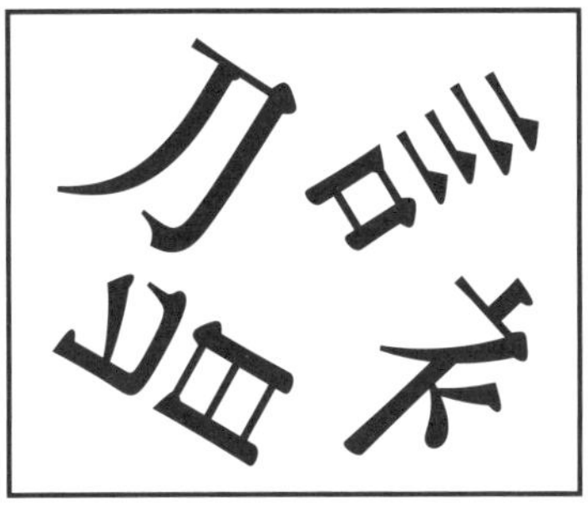
答え

②
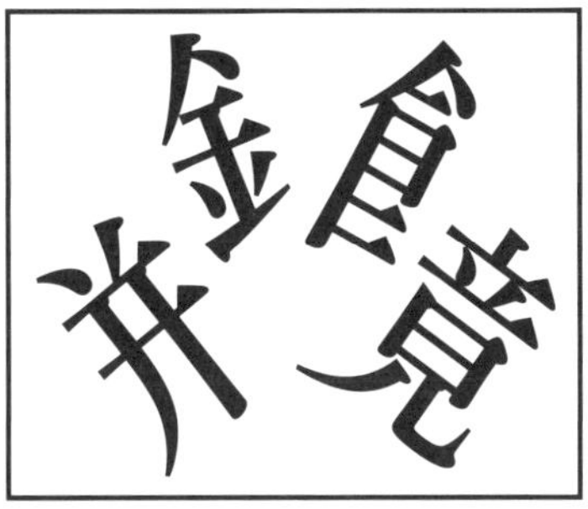
答え

③
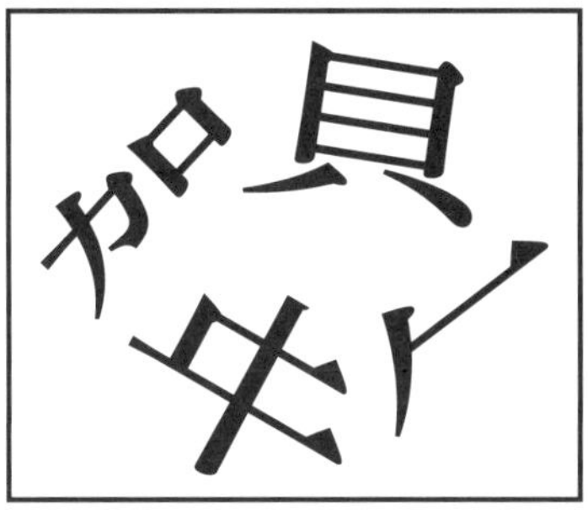
答え

④
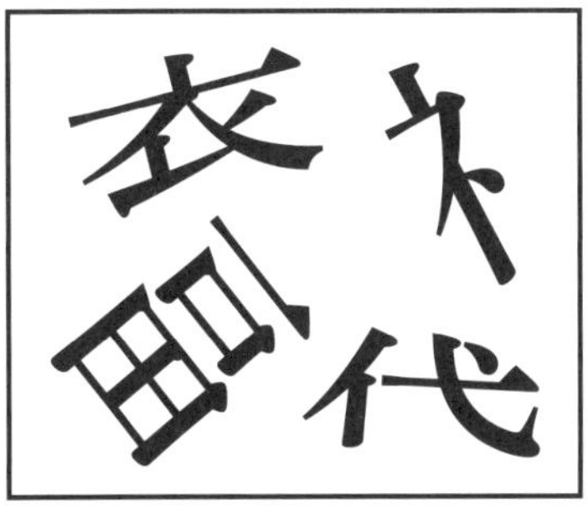
答え

⑤
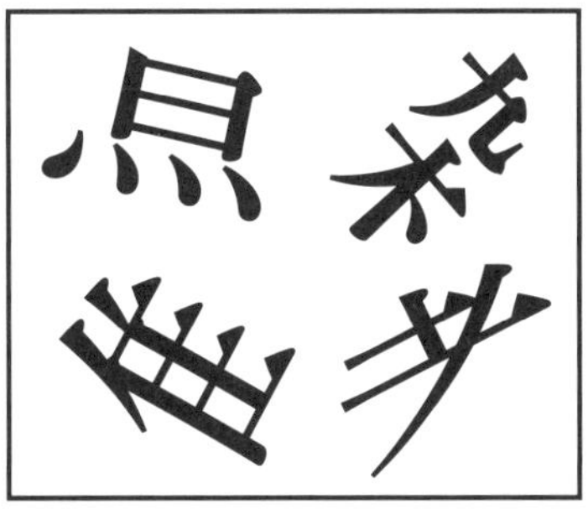
答え

⑥
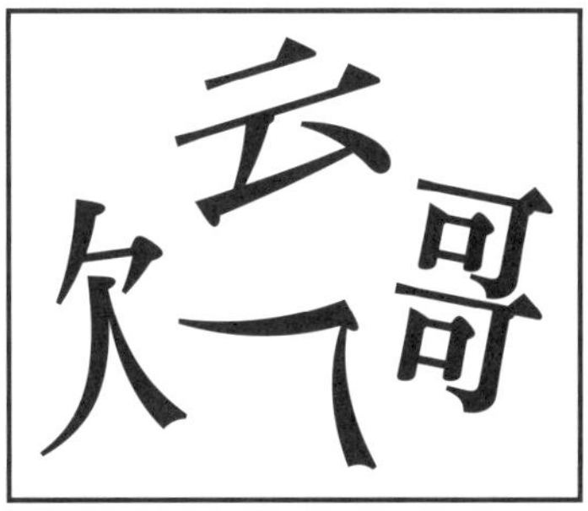
答え

⑦
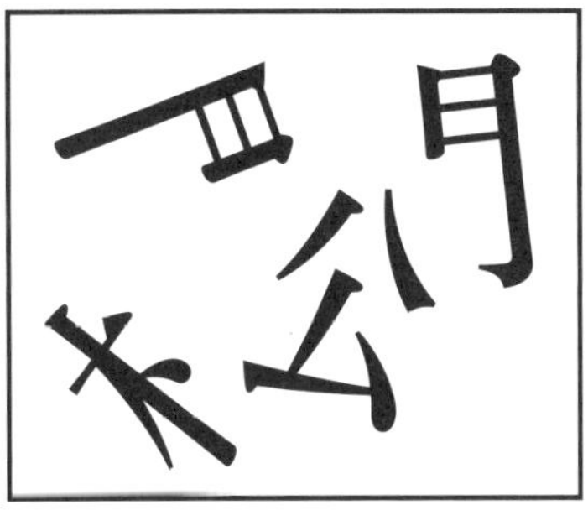
答え

⑧
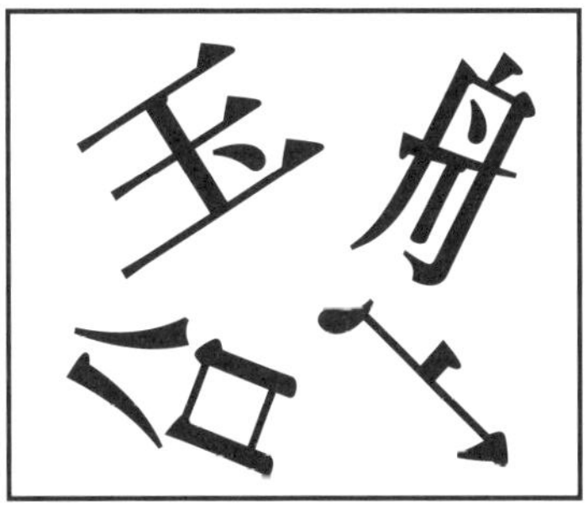
答え

⑨
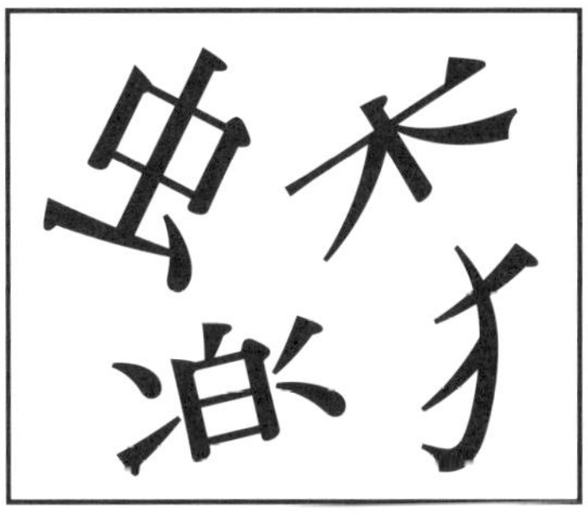
答え

解答は ◀◀◀ 92ページ

健康チェック

体温　　℃	血圧［最高］　　［最低］	体重　　kg
朝食	昼食	夕食

脳活41日目

作業記憶力アップ 6×6ナンプレ

挑戦日　月　日	かかった時間　分	正答数　／2

問題 ルールに従って空いているマスに1～6の数字を入れるナンプレ（ナンバープレース）です。ルールと例を見ながら、すべてのマスに数字を入れましょう。

①

5			3	2	
4					
	1		5		
		6		4	
					6
	4	3			2

②

		6	2		
1				3	
		4	1		
5				2	
		2	5		
4				1	

《ルール》

❶空いているマスに1から6のいずれかの数字を入れる
❷タテの列、ヨコの列、太線で囲まれたブロック（2×3マス）にもそれぞれ1から6の数字が1つずつ入る
❸同じ行やブロックの中で数字が重複してはならない

《例》

タテ列　ヨコ列　ブロック

5			1	3	
1	6			2	4
4	1	2			
			4	1	2
2	4			6	5
	3	5			1

↓

5	2	4	1	3	6
1	6	3	5	2	4
4	1	2	6	5	3
3	5	6	4	1	2
2	4	1	3	6	5
6	3	5	2	4	1

健康チェック

体温　℃	血圧［最高］　［最低］	体重　kg
朝食	昼食	夕食

解答は 92ページ ▶▶▶

脳活42日目

計算力アップ 時計計算

挑戦日　　月　　日 ｜ かかった時間　　分 ｜ 正答数　　／4

問題 ①と②はアナログ時計、③と④はデジタル時計の示す時間から、それぞれの問題の答えが何時何分になるかを書き込みましょう。デジタル時計は 24 時間表記です。

① 56分前は？

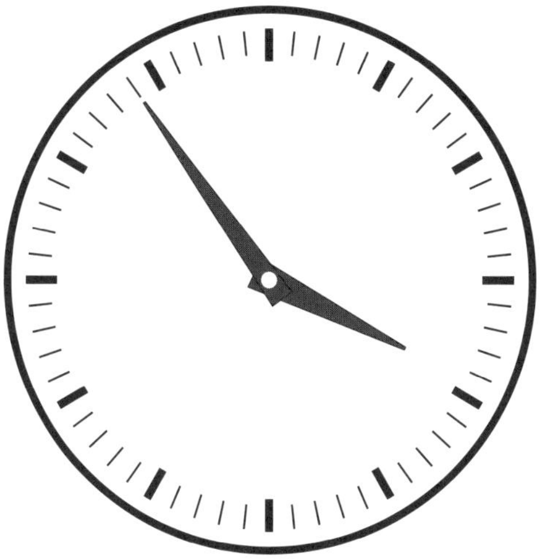

答え　　時　　分

② 4時間11分後は？

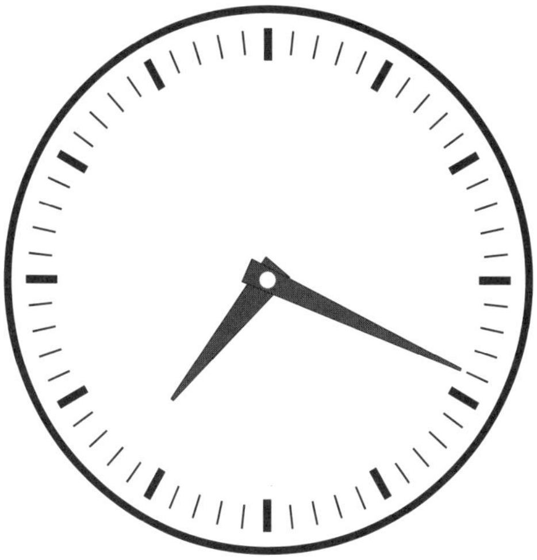

答え　　時　　分

③ 2時間前は？

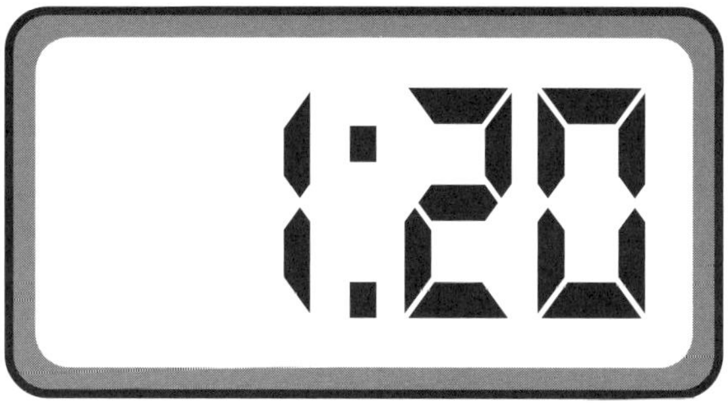

答え　　時　　分

④ 4時間50分後は？

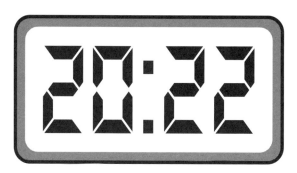

答え　　時　　分

健康チェック

体温　　℃	血圧［最高］	［最低］	体重　　kg
朝食	昼食	夕食	

解答は ◀◀◀ 92 ページ

脳活43日目

思考力アップ 言葉つなぎ

挑戦日　　月　　日	かかった時間　　分	正答数　　／2

問題 左から右へ読むと5文字の言葉になるように、点と点を線でつなぎましょう。

①

ヤサ・	・ーハ・	・ミ
マメ・	・オボ・	・コ
タカ・	・タン・	・ク
ウロ・	・ノゾ・	・ン
チャ・	・オト・	・エ

②

エ・	・ンケ・	・ーキ
ク・	・ギボ・	・ワシ
パ・	・モガ・	・ウズ
ネ・	・シマ・	・スビ
フ・	・ンム・	・クレ

健康チェック

体温　℃	血圧［最高］　［最低］	体重　kg
朝食	昼食	夕食

解答は
92ページ▶▶▶

脳活44日目

視空間認知力アップ ピース塗り絵

挑戦日　　月　　日	かかった時間　　分	正答数　　／1

問題 ★の入ったピースを塗りつぶして、絵を完成させてください。何が現れるでしょうか？

答え

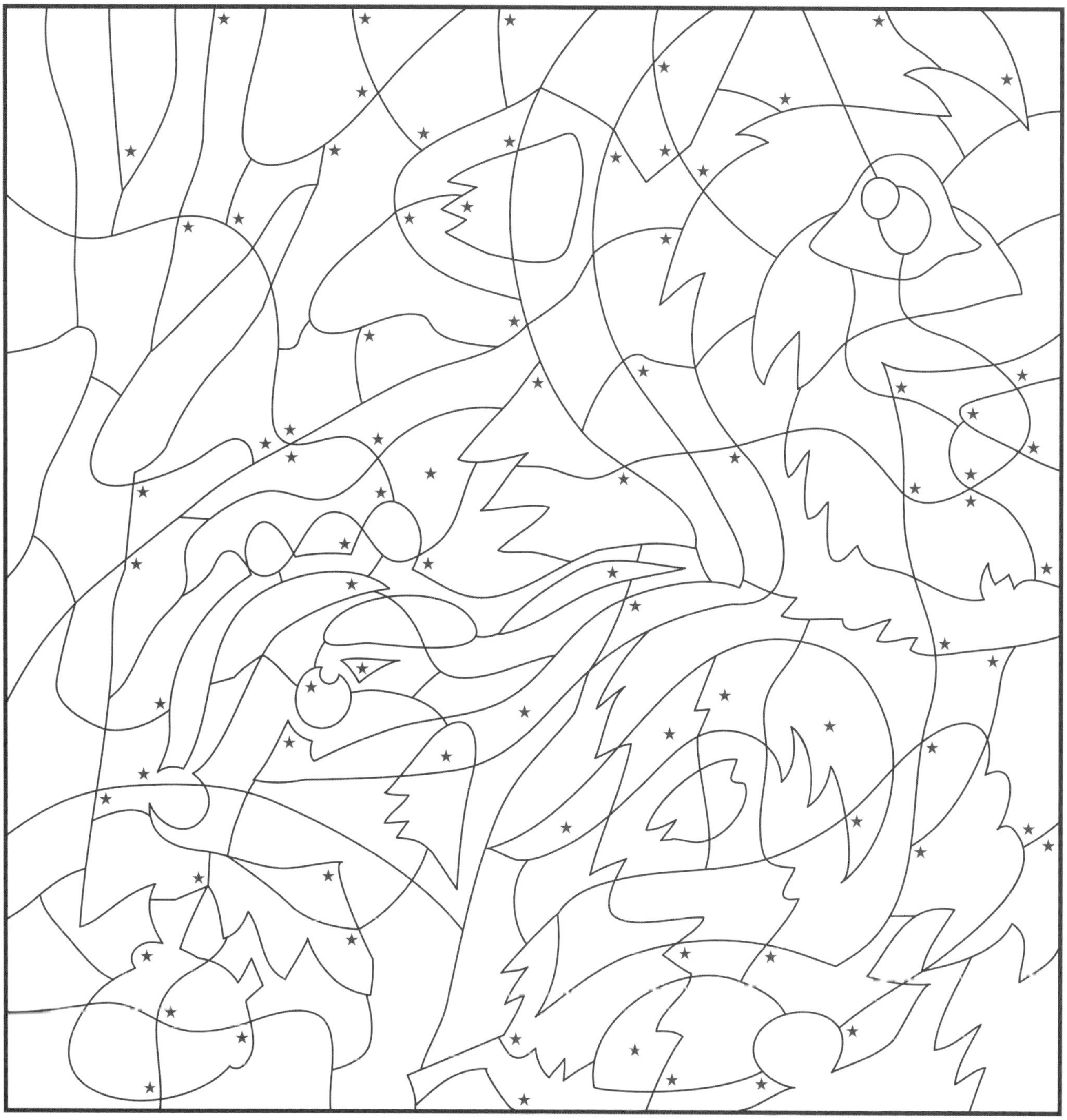

健康チェック

解答は
◀◀◀ 92ページ

体温　　℃	血圧［最高］　　［最低］	体重　　kg
朝食	昼食	夕食

脳活45日目

近時記憶力アップ 記憶合わせ＆計算

挑戦日　月　日	かかった時間　分	正答数　／5

問題 まず、Aにある絵を覚えてください。覚えたら、Aの絵を紙などで隠して、Bの計算問題を解いてください。最後に先ほど覚えた絵について、Cの質問に答えましょう。

A 次の絵を覚えてください（3分目安）

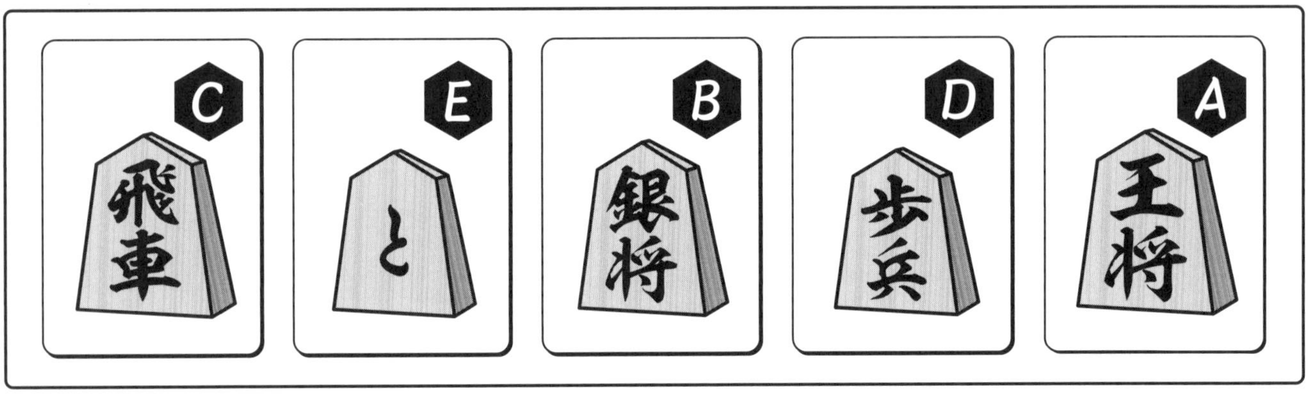

B 上の絵を紙などで隠して、次の計算式を解いてください

① $7+11=$ □	② $13\times 2=$ □	③ $5+17=$ □
④ $8-6=$ □	⑤ $6+19=$ □	⑥ $20\div 4=$ □
⑦ $15-8=$ □	⑧ $9\times 4=$ □	⑨ $15+18=$ □

C 上で覚えた絵と文字を思い出して、正しい組み合わせで書き出してみましょう

（絵で書いても、「F 香車」のように文字で書いてもかまいません）

健康チェック

体温　℃	血圧［最高］　［最低］	体重　kg
朝食	昼食	夕食

解答は93ページ ▶▶▶

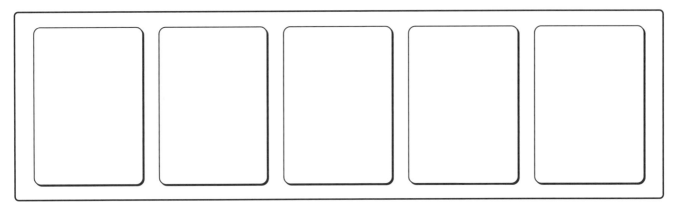

脳活46日目

注意力アップ 熟語しりとり迷路

挑戦日　　月　　日	かかった時間　　分	正答数　　／1

問題　左上のスタートから始めて右下のゴールまで、熟語の読みでしりとりをしながら進みましょう。タテとヨコにしか進めず、1つの熟語は1回しか通れません。

スタート

世界	田舎	肩車	窓枠	勲章	雲丹	日課
伊豆	軽石	正夢	召使	引導	独占	家臣
図面	生姜	名刺	角笛	右折	船宿	童話
愚弄	玩具	録画	絵心	雲海	畏怖	惑星
雨天	偶然	外車	矢印	辛抱	不滅	遺産

ゴール

健康チェック

体温　　℃	血圧［最高］　　［最低］	体重　　kg
朝食	昼食	夕食

解答は ◀◀◀ 93ページ

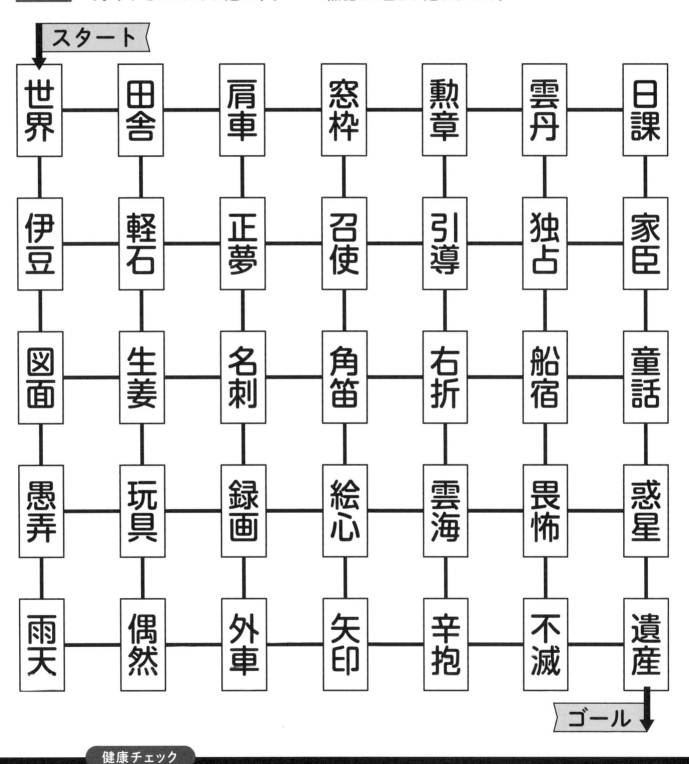

脳活47日目

判断力アップ イラストジグソー

挑戦日　　月　　日	かかった時間　　分	正答数　　／3

問題 中央のイラストをジグソーパズルにしました。周りにあるピースを組み合わせると、なぜかどこにも当てはまらないピースが3つありました。当てはまらないピースはどれでしょうか。アルファベットに○をつけて答えてください。

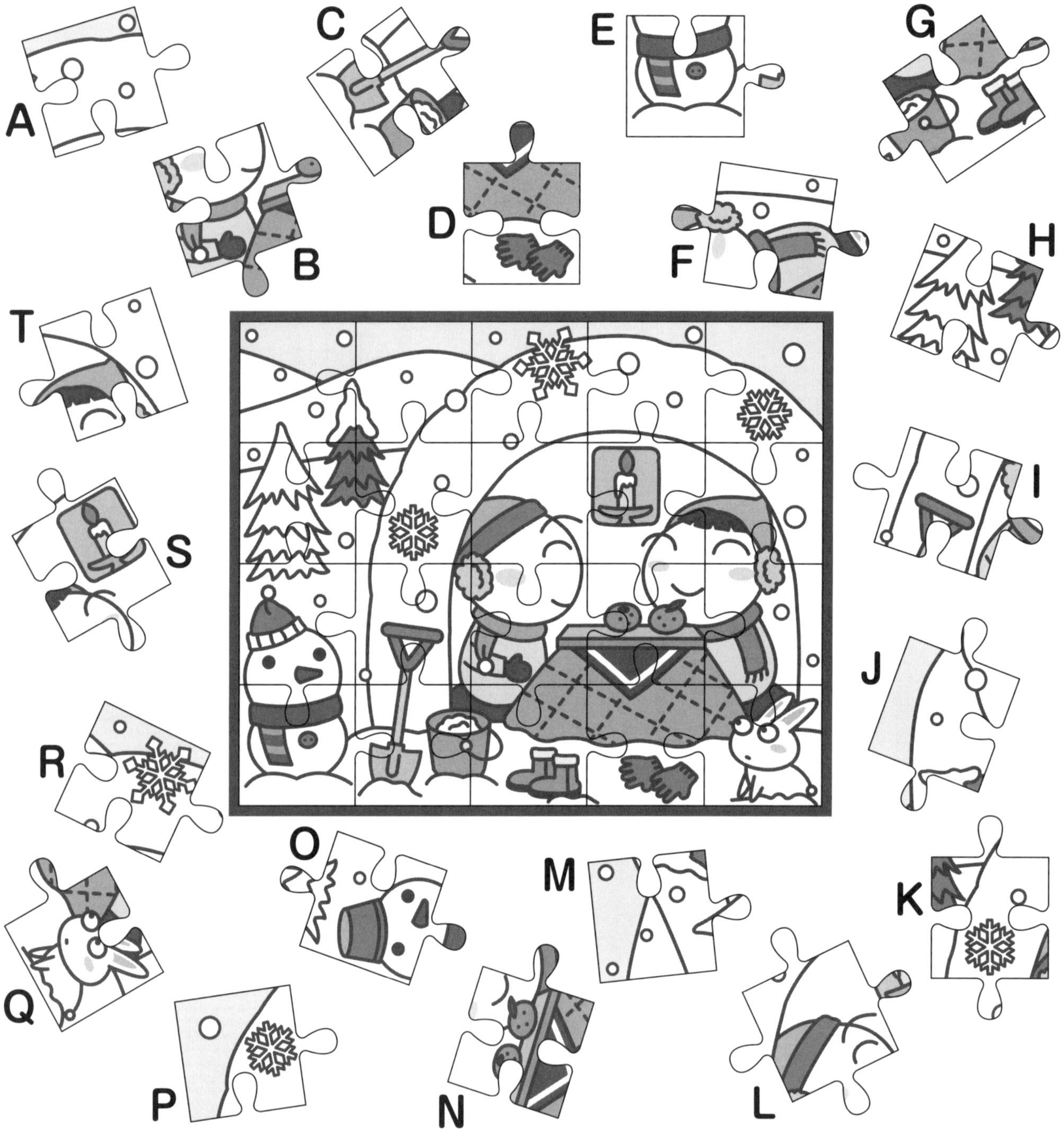

健康チェック

体温　　℃	血圧［最高］　　［最低］	体重　　kg

朝食	昼食	夕食

解答は
93ページ ▶▶▶

脳活48日目

作業記憶力アップ アロークロスワード

挑戦日　　月　　日　｜　かかった時間　　分　｜　正答数　　／1

問題　矢印が指すマスの並びに漢字の読みを入れるアロークロスです。読みはタテ並びのマスのときは上から、ヨコ並びのマスのときは左から書き入れてください。

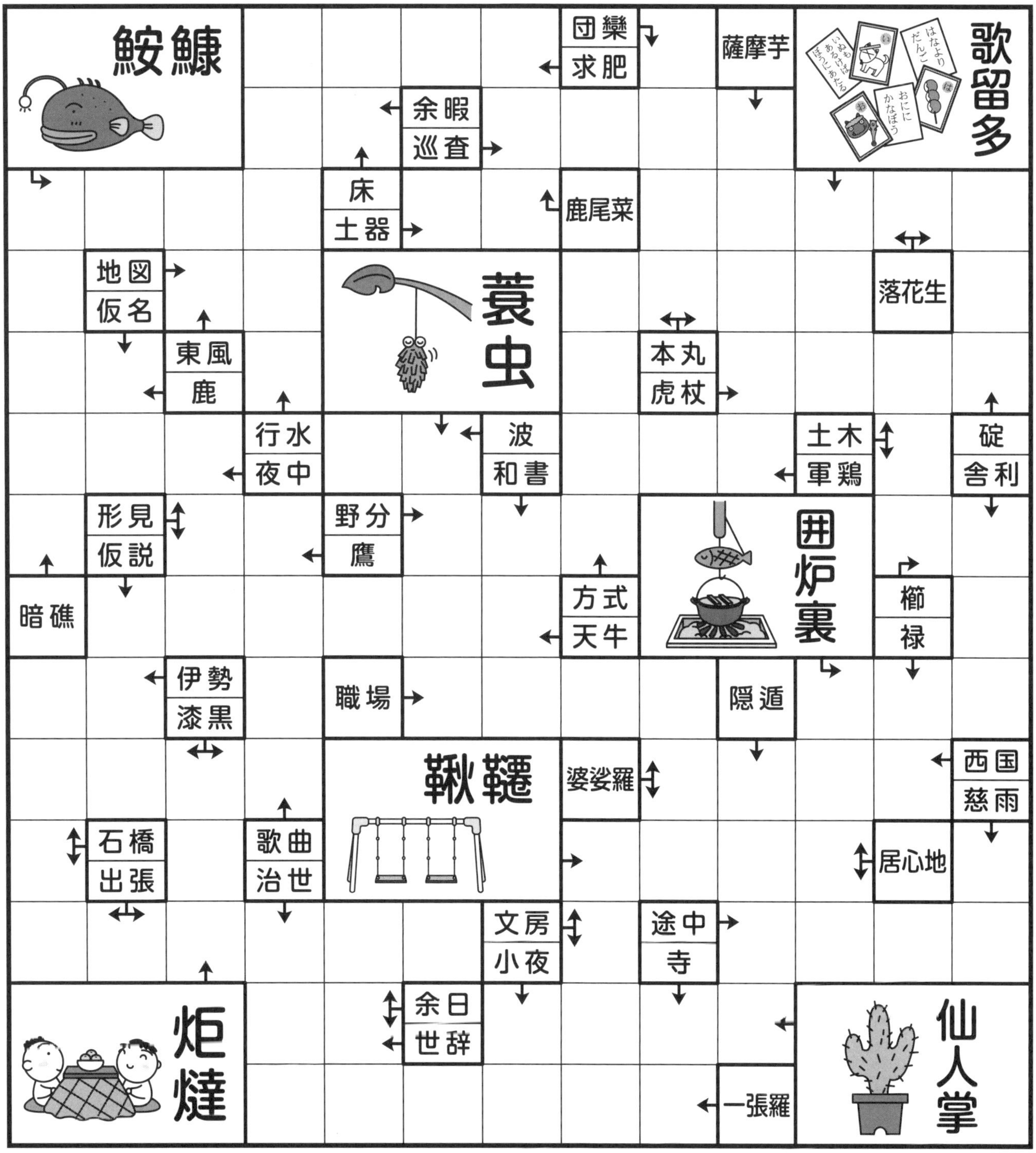

解答は ◀◀◀ 93 ページ

健康チェック

体温　℃	血圧［最高］　［最低］	体重　kg
朝食	昼食	夕食

脳活49日目

計算力アップ マッチ棒計算

挑戦日　　月　　日	かかった時間　　分	正答数　　／2

問題 マッチ棒でできた間違った計算式を、マッチ棒を1本だけ動かして正しい式にしましょう。見本にある数字と記号のみ有効で、演算記号の「≠」は使えません。

使用数字と記号の見本

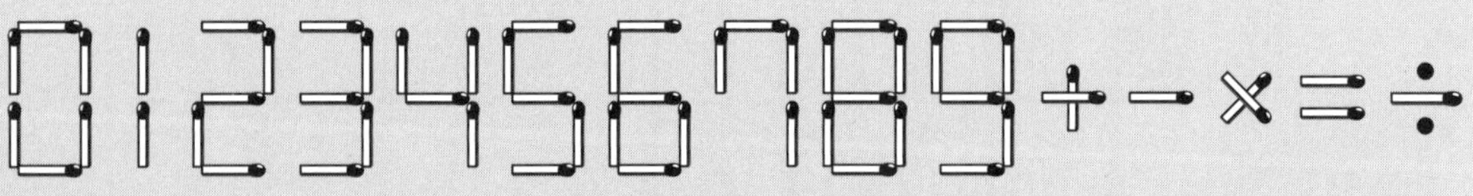

①

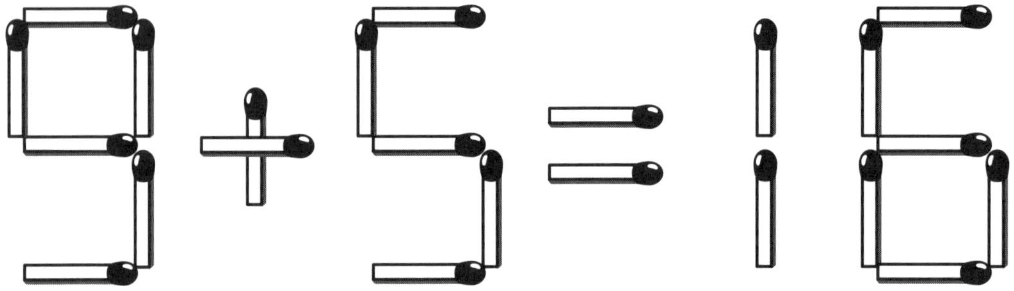

②

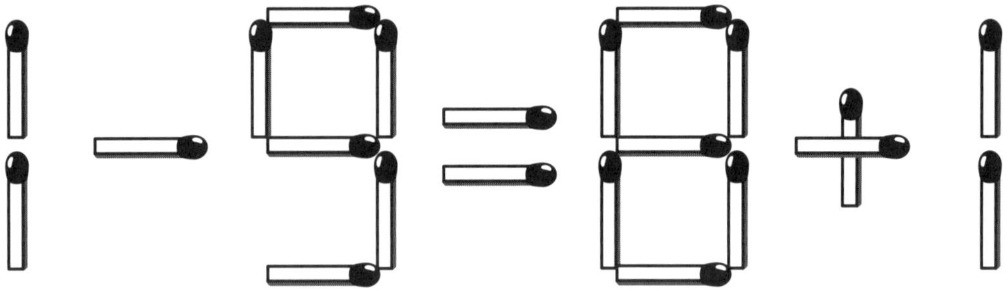

健康チェック

体温　　℃	血圧［最高］　　［最低］	体重　　kg
朝食	昼食	夕食

解答は93ページ▶▶▶

思考力アップ 穴埋めしりとり

挑戦日　　月　　日	かかった時間　　分	正答数　　／2

問題 文字リストの文字を空欄に入れて、5文字言葉と6文字言葉のしりとりをそれぞれ完成させましょう。文字リストの文字は1回しか使えません。

①

ま	ん	と		
↓				
	ざ		ぞ	
↓				
	さ		と	
↓				
	て	い		
↓				
	る	し		
↓				
	さ	い	た	る

文字リスト

ううぎぎこ
こつつひひ
ひびびりり

②

び	ん	ぼ		く	
↓					
	ょ			ま	
↓					
		ら	し	ご	
↓					
	ろ	り		ば	
↓					
	い		ょ		
↓					
	ゃ	ら	く	た	

文字リスト

うううかかき
きじじじすす
ちちとと一一

健康チェック

体温　　℃	血圧［最高］　　［最低］	体重　　kg
朝食	昼食	夕食

解答は
◀◀◀94ページ

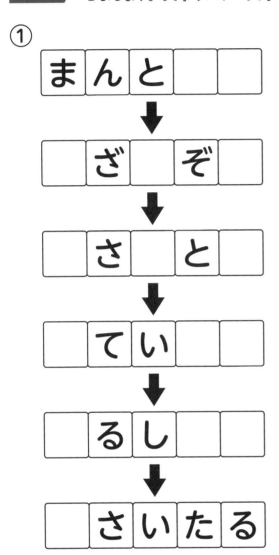

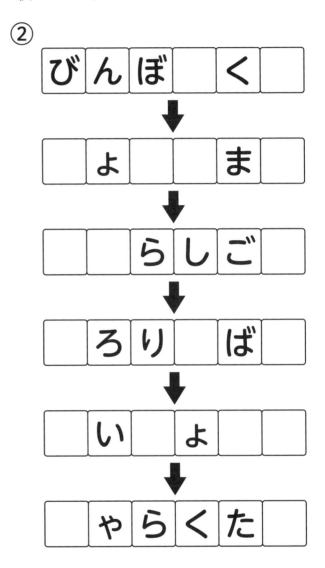

脳活51日目

視空間認知力アップ 重ねてタイル

挑戦日　月　日 ｜ かかった時間　分 ｜ 正答数　／1

問題 黒いタイルがいくつか入ったA～Eの板のうち、3枚をぴったり重ねると9つのマスすべてが黒いタイルになる板はどれでしょうか。アルファベット3つで答えましょう。白いところは透明です。板は回転できますが、裏返して使うことはできません。

A

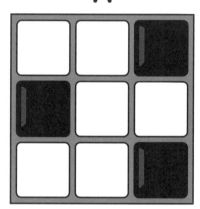

B

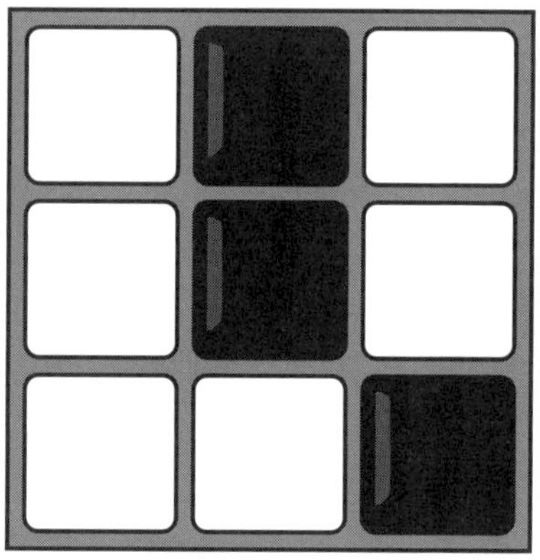

C

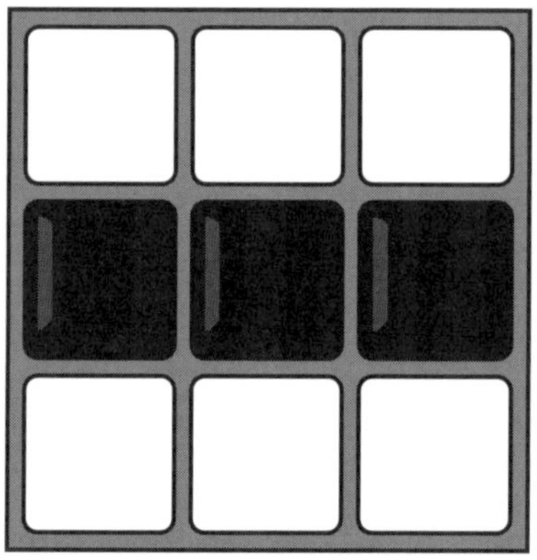

D

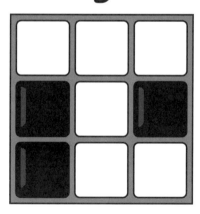

E

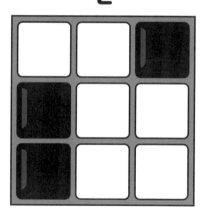

答え

健康チェック

体温　℃ ｜ 血圧［最高］　［最低］ ｜ 体重　kg

朝食 ｜ 昼食 ｜ 夕食

解答は
94ページ ▶▶▶

脳活**52**日目

注意力アップ まちがい探し

挑戦日　月　日	かかった時間　分	正答数　／7

問題 上と下のイラストには、違うところが7か所あります。7つすべてのまちがいを見つけて、◯で囲んでください。

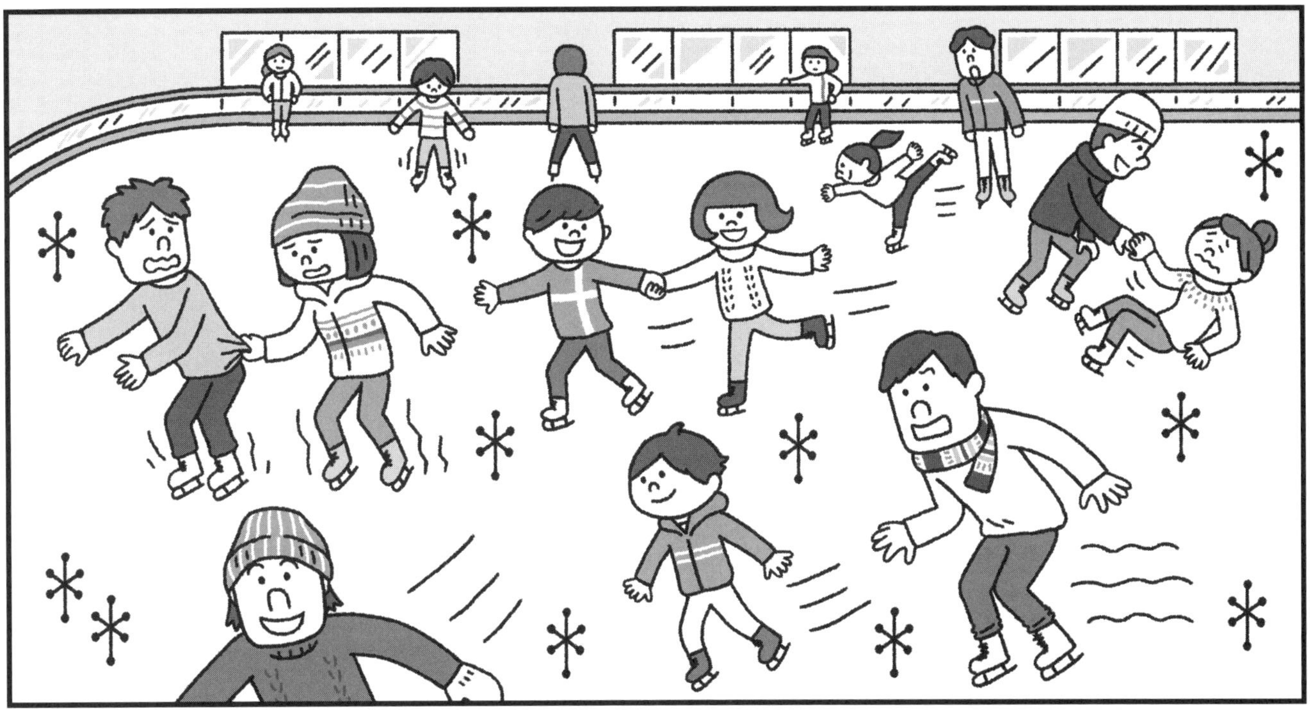

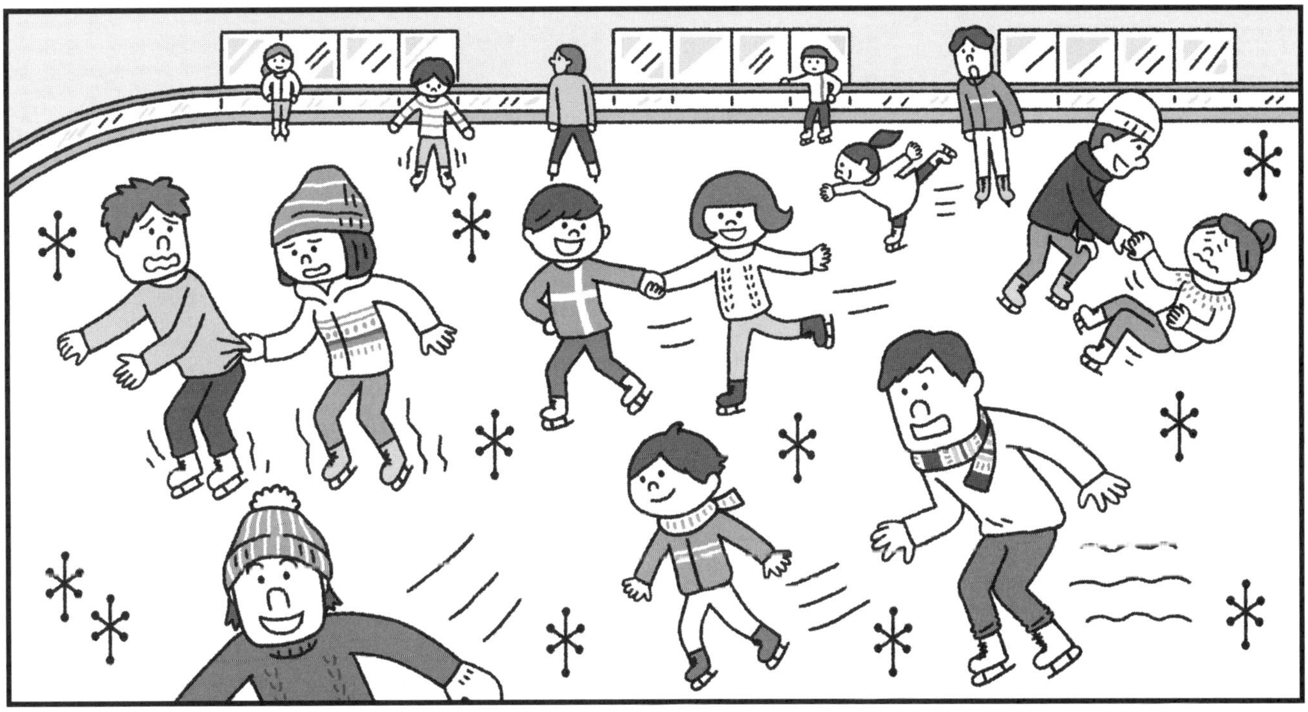

健康チェック

解答は
◀◀◀ 94 ページ

体温　℃	血圧［最高］　［最低］	体重　kg
朝食	昼食	夕食

脳活53日目

作業記憶力アップ ナンバークロスワード

挑戦日　　月　　日	かかった時間　　分	正答数　　／1

問題

同じ数字のマスに同じカタカナが入ります。すでに出ているカタカナをヒントに、クロスワードと同じように言葉を入れていきます。下にある数字⇔文字対応表にカタカナをメモして、どの数字にどのカタカナが入るかを確認しながら完成させてください。

1 フ	2 レ	3 ア	4 イ	■	5	4	6	4
5	■	2	7	3	4	■	4	6
5	8	4	1	■	9	10	5	7
4	7	■	2	4	8	7	■	10
■	8	9	■	3	7	8	4	■
4	4	7	5	4	■	4	9	9
6	■	5	4	■	9	9	5	7
9	1	■	10	2	7	■	6	10
2	9	8	7	■	9	2	■	7

数字⇔文字対応表

1	2	3	4	5	6	7	8	9	10
フ	レ	ア	イ						

健康チェック

体温　　℃	血圧［最高］　　［最低］	体重　　kg
朝食	昼食	夕食

解答は94ページ▶▶▶

脳活54日目

計算力アップ マーク計算

挑戦日　　月　　日	かかった時間　　分	正答数　　／1

問題　指定されたマーク（記号やイラスト）の中にある数字をすべて足しましょう。角度や大きさにまどわされずに指定のマークを見つけ出して、合計数を答えてください。

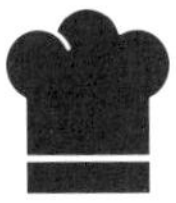 と 　2つのマークの合計は？

答え	

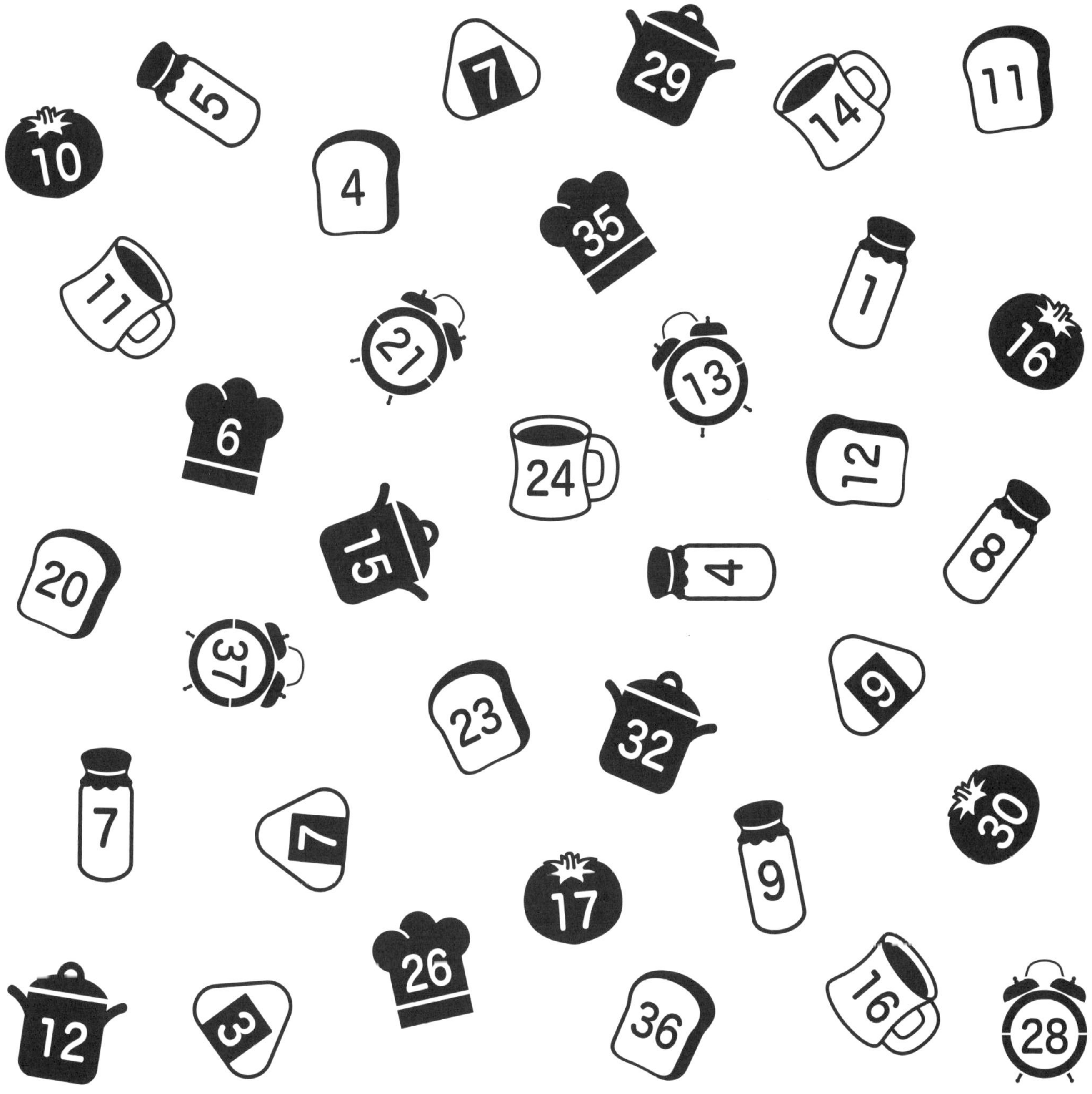

健康チェック

体温　　℃	血圧［最高］　　［最低］	体重　　kg

朝食	昼食	夕食

解答は ◀◀◀ 95 ページ

脳活55日目

思考力アップ 並べ替え熟語作り

挑戦日　　月　　日	かかった時間　　分	正答数　　／6

問題 ひらがなを並べ替えると、ある言葉になります。できた言葉を漢字で書いて答えましょう。①～③は三字熟語、④～⑥は四字熟語です。

①

じ　ら
し
か　も

答え □□□

②

え　さ
まめ
あ　し

答え □□□

③

い　せ
しゅ
きゅう

答え □□□

④

ふ　い
う　く
う　そ

答え □□□□

⑤

しっ
ぽっ
にげん

答え □□□□

⑥

ぶんじ
ょうと
うじつ

答え □□□□

健康チェック

体温　　℃	血圧［最高］　　［最低］	体重　　kg
朝食	昼食	夕食

解答は 95ページ ▶▶▶

注意力アップ ワンペア探し

挑戦日　月　日	かかった時間　分	正答数　／3

問題　すべて違うように見える文字の中には、①～③にそれぞれひと組だけ同じ文字があります。１つだけのワンペアを見つけて答えましょう。

①　答え

ク	ア	リ	ス	シ	プ
ポ	レ	ソ	モ	ヨ	デ
ル	テ	オ	ド	カ	イ
ロ	コ	キ	パ	エ	ン
ナ	ブ	ヨ	ム	ト	グ
マ	サ	ダ	ホ	メ	ラ

②　答え

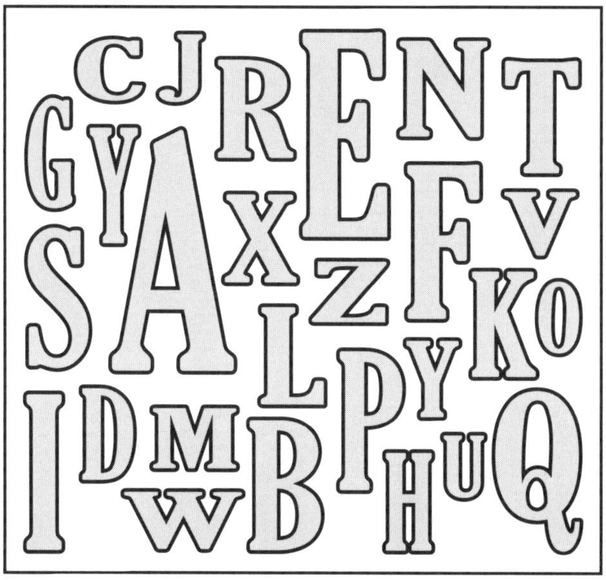
C J R E N T
G Y A X F V
S Z K O
L P Y
I D M W B H U Q

③　答え

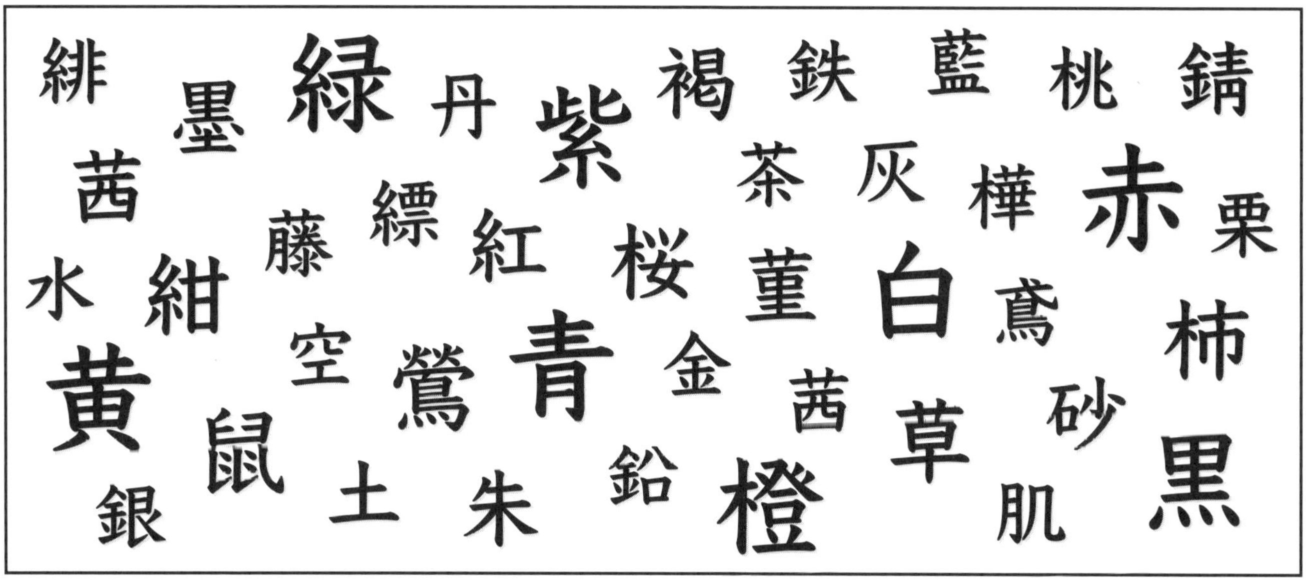
緋 墨 緑 丹 紫 褐 鉄 藍 桃 錆
茜 茶 灰 樺 赤 栗
縹 藤 紅 桜 菫 白 鳶
水 紺 柿
黄 空 鶯 青 金 茜 草 砂
鼠 銀 土 朱 鉛 橙 肌 黒

健康チェック

体温　℃	血圧［最高］　［最低］	体重　kg
朝食	昼食	夕食

解答は ◀◀◀ 95 ページ

脳活57日目

視空間認知力アップ バラバラ二字熟語

挑戦日　　月　　日	かかった時間　　分	正答数　　／9

問題 後ろに「時代」がつく二字熟語がバラバラになっています。元の熟語をそれぞれ漢字2文字で答えましょう。

①
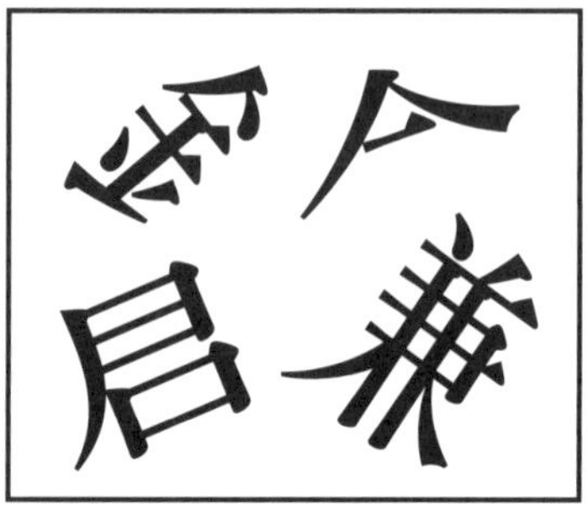
答え

②
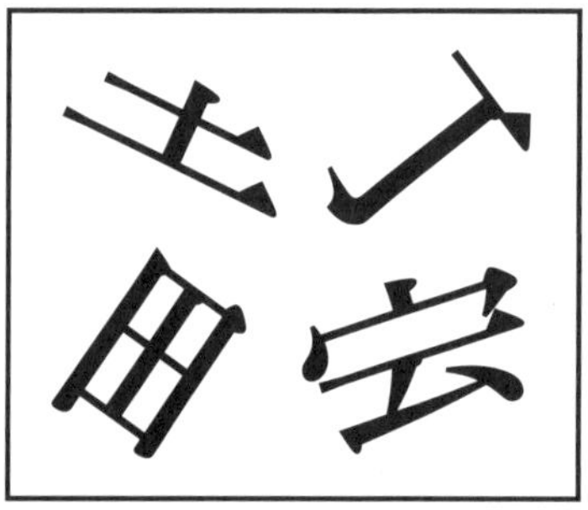
答え

③
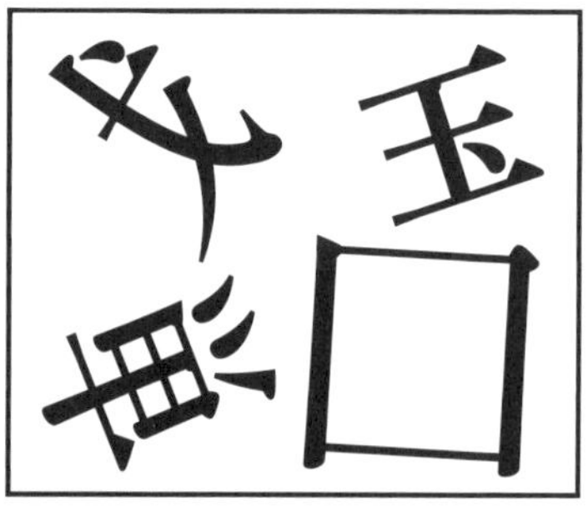
答え

④
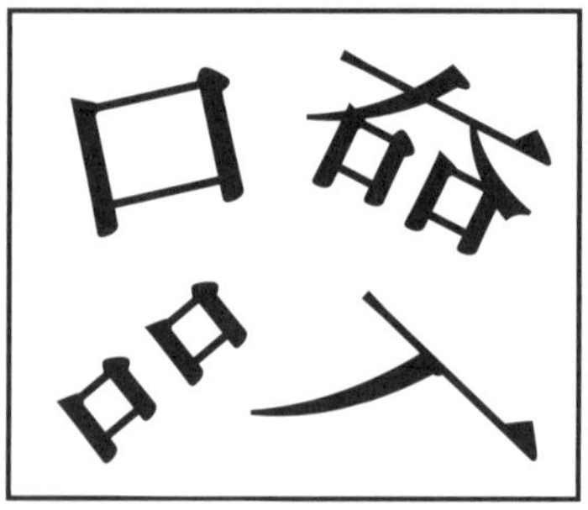
答え

⑤
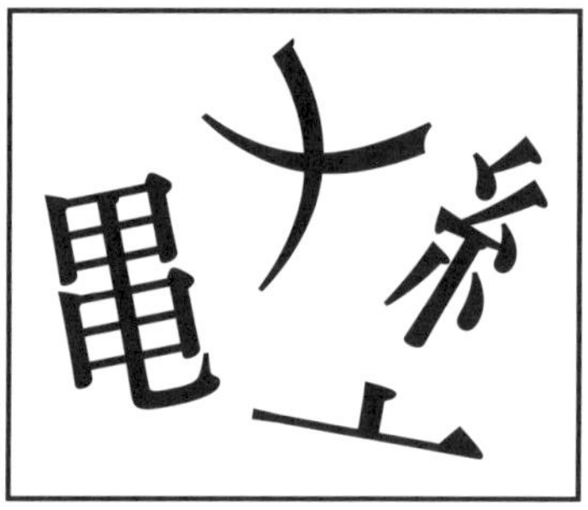
答え

⑥
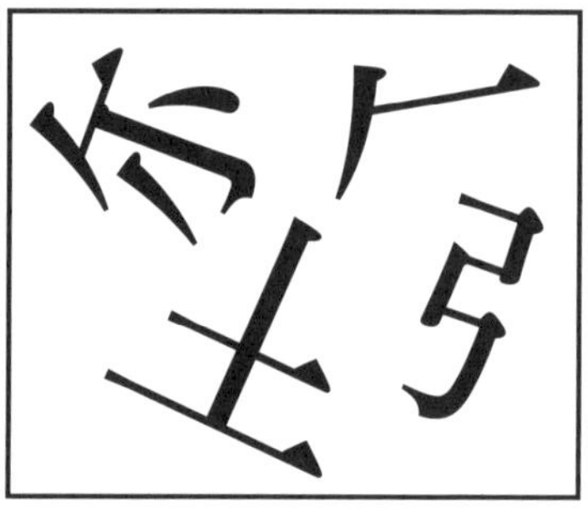
答え

⑦
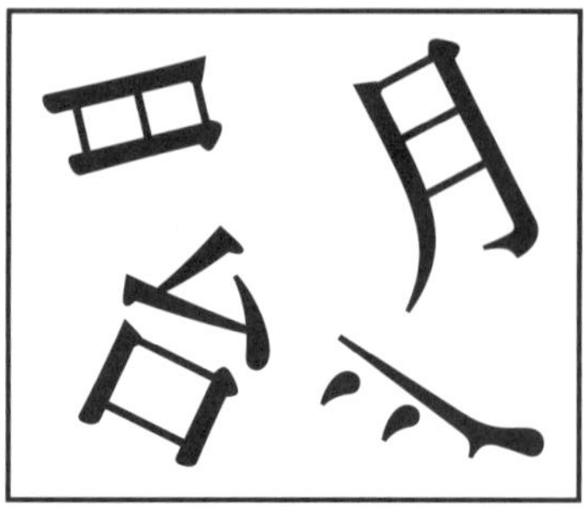
答え

⑧
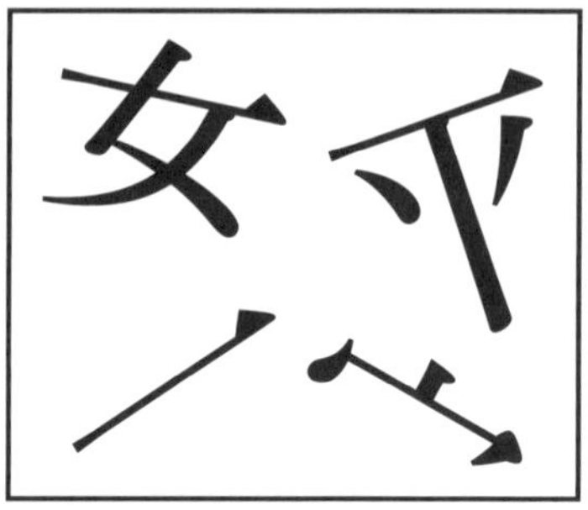
答え

⑨
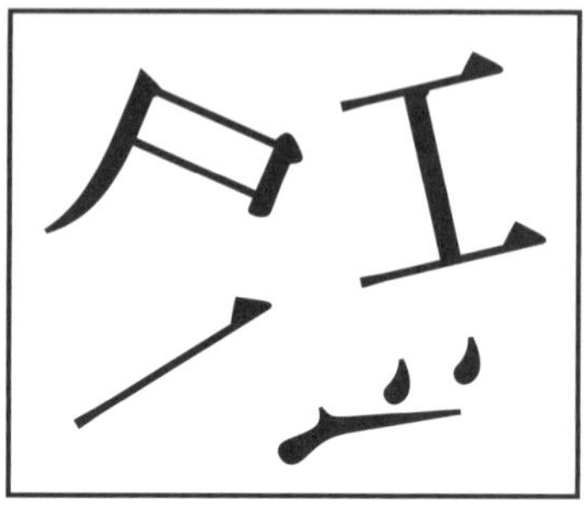
答え

健康チェック

体温　℃	血圧［最高］　［最低］	体重　kg
朝食	昼食	夕食

解答は 95ページ ▶▶▶

作業記憶力アップ 6×6ナンプレ

挑戦日　　月　　日 ｜ かかった時間　　分 ｜ 正答数　　／2

問題 ルールに従って空いているマスに1～6の数字を入れるナンプレ（ナンバープレース）です。ルールと例を見ながら、すべてのマスに数字を入れましょう。

①

1			4		
	2	3			
5				1	
	6				2
			6	3	
		4			1

②

	6		1		
2				4	
		6			2
4					1
	3			5	
		2	6		

《ルール》

❶空いているマスに1から6のいずれかの数字を入れる

❷タテの列、ヨコの列、太線で囲まれたブロック（2×3マス）にもそれぞれ1から6の数字が1つずつ入る

❸同じ行やブロックの中で数字が重複してはならない

《例》

タテ列　ヨコ列　ブロック

5			1	3	
1	6			2	4
4	1	2			
			4	1	2
2	4			6	5
	3	5			1

↓

5	2	4	1	3	6
1	6	3	5	2	4
4	1	2	6	5	3
3	5	6	4	1	2
2	4	1	3	6	5
6	3	5	2	4	1

健康チェック

体温　　℃ ｜ 血圧［最高］　　［最低］ ｜ 体重　　kg

朝食 ｜ 昼食 ｜ 夕食

解答は ◀◀◀ 95ページ

脳活59日目

計算力アップ 時計計算

挑戦日　　月　　日	かかった時間　　分	正答数　　／4

問題 ①と②はアナログ時計、③と④はデジタル時計の示す時間から、それぞれの問題の答えが何時何分になるかを書き込みましょう。デジタル時計は 24 時間表記です。

① 1日半前は？

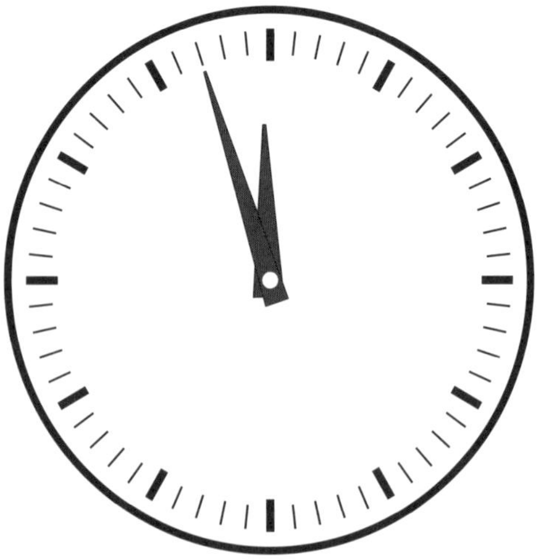

答え　　時　　分

② 5時間34分後は？

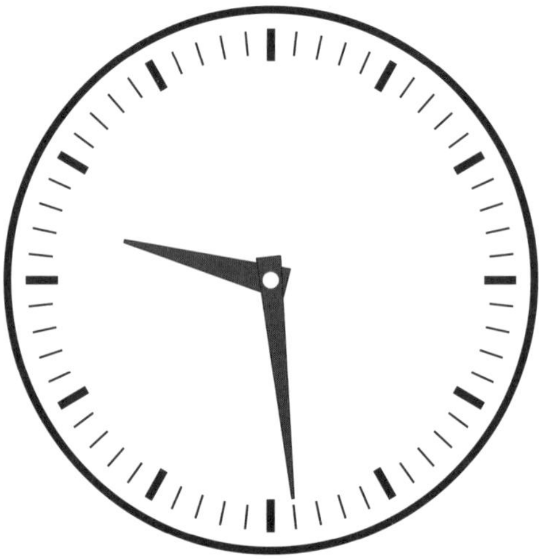

答え　　時　　分

③ 47分前は？

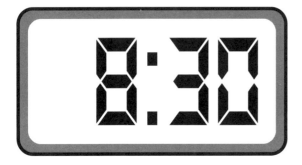

答え　　時　　分

④ 半日と2時間後は？

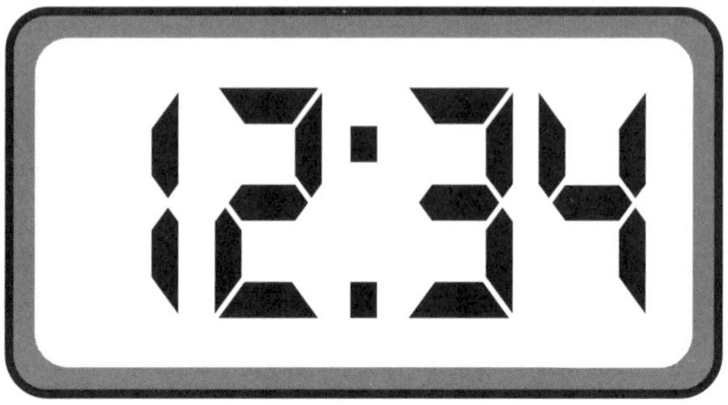

答え　　時　　分

健康チェック

体温　　℃	血圧［最高］　　［最低］	体重　　kg
朝食	昼食	夕食

解答は 95 ページ ▶▶▶

脳活60日目

判断力アップ イラストジグソー

挑戦日　　月　　日	かかった時間　　分	正答数　　／3

問題 中央のイラストをジグソーパズルにしました。周りにあるピースを組み合わせると、なぜかどこにも当てはまらないピースが3つありました。当てはまらないピースはどれでしょうか。アルファベットに○をつけて答えてください。

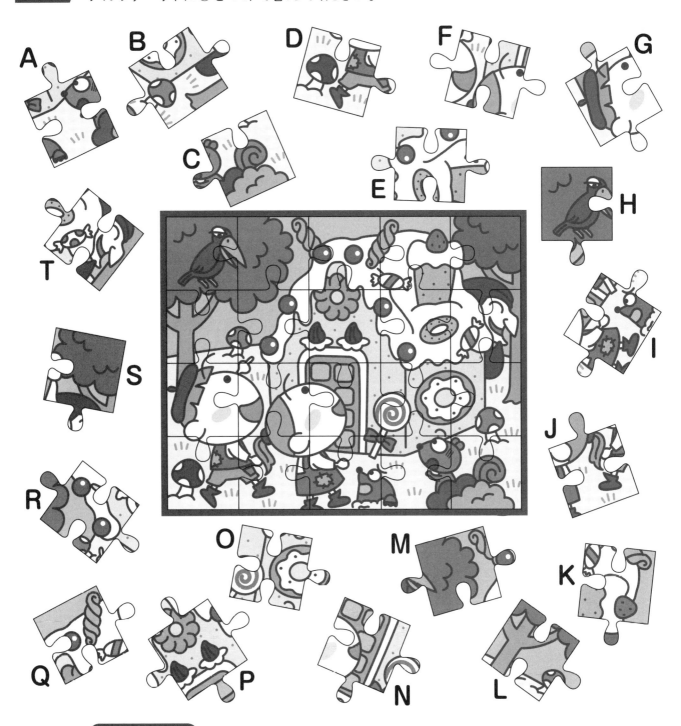

健康チェック

体温　　℃	血圧［最高］　　［最低］	体重　　kg
朝食	昼食	夕食

解答は◀◀◀95ページ

解答

3日目 まちがい探し

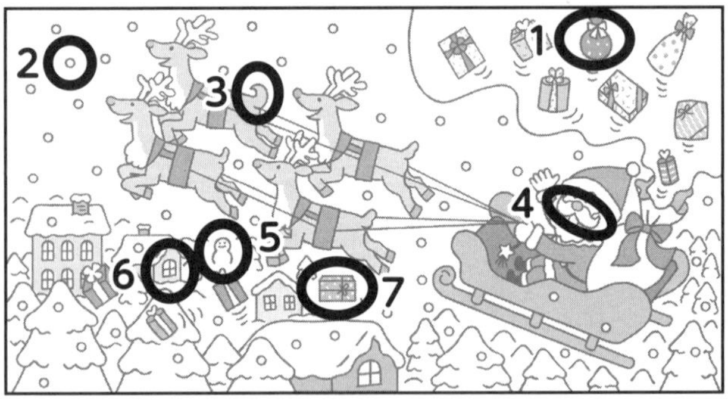

【まちがい箇所】
（1）袋の形が違う
（2）雪が増えている
（3）尻尾の形が違う
（4）ヒゲの形が違う
（5）雪だるまになっている
（6）戸が窓になっている
（7）箱の向きが違う

4日目 ナンバークロスワード

1 シ	2 モ	3 フ	4 リ	■	3 フ	5 ト	2 モ	2 モ
1 シ	6 ン	■	3 フ	7 ウ	7 ウ	6 ン	■	7 ウ
8 オ	5 ト	7 ウ	5 ト	■	5 ト	■	9 イ	3 フ
10 ド	■	5 ト	■	11 ク	7 ウ	3 フ	11 ク	■
1 シ	12 ヨ	7 ウ	2 モ	6 ン	■	10 ド	■	13 コ
■	10 ド	5 ト	7 ウ	■	13 コ	7 ウ	2 モ	4 リ
7 ウ	8 オ	■	9 イ	2 モ	7 ウ	5 ト	■	12 ヨ
2 モ	1 シ	8 オ	■	1 シ	12 ヨ	11 ク	12 ヨ	7 ウ
7 ウ	■	9 イ	11 ク	2 モ	7 ウ	■	13 コ	4 リ

数字⇔文字対応表

1	2	3	4	5	6	7	8	9
シ	モ	フ	リ	ト	ン	ウ	オ	イ

10	11	12	13
ド	ク	ヨ	コ

1日目 穴埋めしりとり

①
かたりぐさ
（語り種）
↓
さきのばし
（先延ばし）
↓
したつづみ
（舌鼓）
↓
みことのり
（詔）
↓
りっしょく
（立食）
↓
くさだんご
（草団子）

②
やぐらだいこ
（櫓太鼓）
↓
こうやどうふ
（高野豆腐）
↓
ふりそでかじ
（振袖火事）
↓
じぶんかって
（自分勝手）
↓
てーまそんぐ
（テーマソング）
↓
ぐりーんしゃ
（グリーン車）

2日目 重ねてタイル

A・C・D

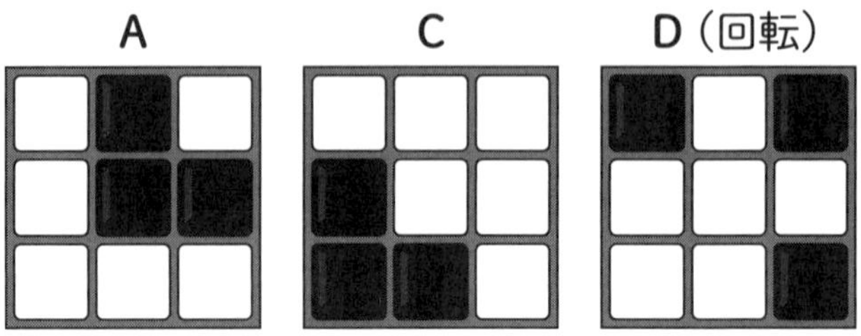

8日目 バラバラ二字熟語

① 真鯛
② 飛魚
③ 赤貝
④ 昆布
⑤ 銀鱈
⑥ 帆立
⑦ 畳鰯
⑧ 平目
⑨ 穴子

9日目 6×6ナンプレ

①

3	6	4	5	1	2
5	1	2	3	4	6
1	4	5	2	6	3
6	2	3	4	5	1
2	5	6	1	3	4
4	3	1	6	2	5

②

4	6	3	1	5	2
1	5	2	4	6	3
2	3	6	5	4	1
5	4	1	2	3	6
3	2	4	6	1	5
6	1	5	3	2	4

10日目 時計計算

① 2時22分
② 7時10分
③ 23時6分
④ 1時5分

5日目 マーク計算

81
（16+5+9+4+15+7+14+11=81）

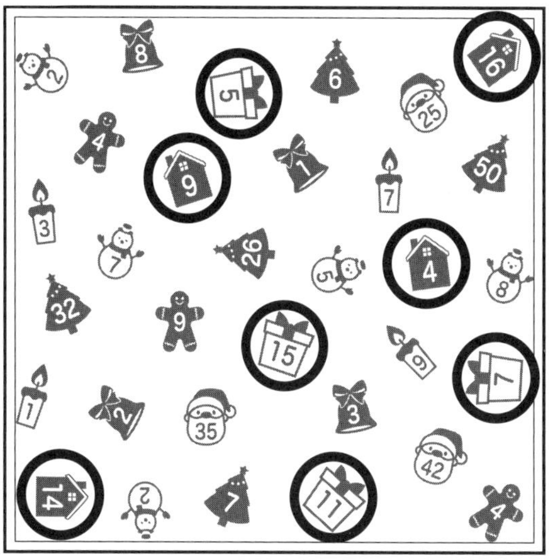

6日目 並べ替え熟語作り

① 生一本
② 八宝菜
③ 九官鳥
④ 行方不明
⑤ 八方美人
⑥ 品行方正

7日目 ワンペア探し

① に

は	い	ろ	が	ら	き
ね	な	お	に	つ	そ
こ	せ	ち	め	わ	う
ま	て	ぬ	る	の	た
り	み	げ	く	さ	に
を	や	し	す	あ	と

② f

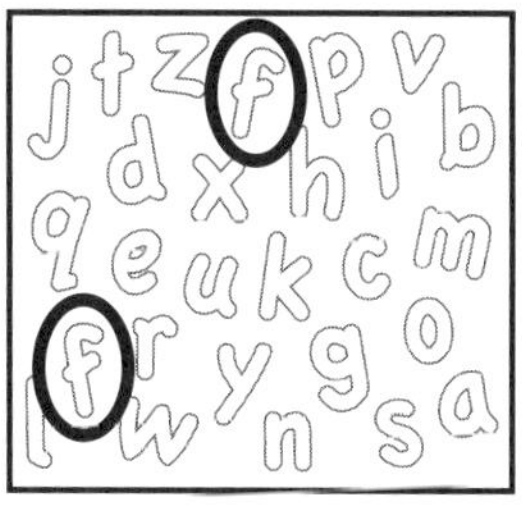

③ 印

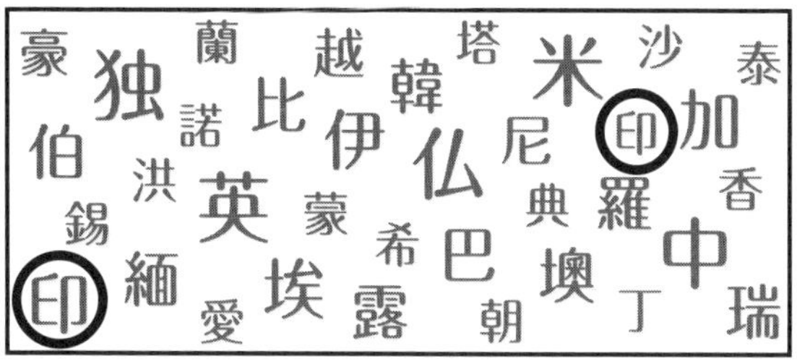

13日目 熟語しりとり迷路

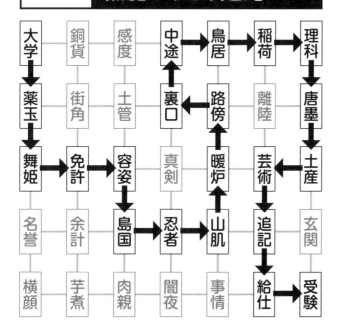

大学	銅貨	感度	中途	鳥居	稲荷	理科
薬玉	街角	土管	裏口	路傍	離陸	唐墨
舞姫	免許	容姿	真剣	暖炉	芸術	土産
名誉	余計	島国	忍者	山肌	追記	玄関
横顔	芋煮	肉親	闇夜	事情	給仕	受験

14日目 アロークロスワード

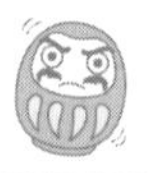 達磨			牙 煙草	キ	ト	ウ	祈祷 糧	カ	テ	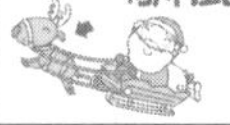 馴鹿		
			タ	バ	コ	縁 常葉	エ	ニ	シ			
ダ	イ	コ	ン	破綻 大根	ハ	タ	ン	蟹 旅人	タ	ビ	ビ	ト
ル	椅子 膾	イ	ス	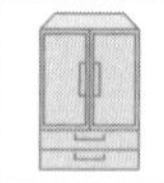 箪笥			キ	エ	手下 帰依	カ	屏風	ナ
マ	ナ	コ	眼 木通				ヨ	賛美歌	サ	ン	ビ	カ
幕間 更科	マ	ク	ア	イ	托鉢 魂	タ	ク	ハ	ツ	美観 札	ヨ	イ
サ	ス	鯉濃 砂洲	ケ	ン	ダ	マ	婉曲 鼓吹	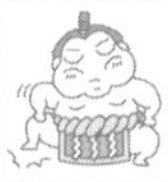 四股			ウ	宵 瓦版
ラ	繊維 紫壇	セ	ビ	ロ	剣玉 背広	シ	コ				ブ	カ
シ	タ	ン	印籠	ウ	グ	イ	ス	打破 徒歩	ダ	ハ	部下 氷柱	ワ
ナ	マ	イ	キ	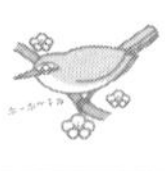 鶯			イ	ト	溌剌 小噺	ツ	ラ	ラ
生意気	ネ	弓道 稼業	ユ				意図 蛍	ホ	コ	ラ	祠 罰点	バ
カ	ギ	ヨ	ウ	小屋 芝	コ	ウ	ホ	候補 蕪	バ	ツ	テ	ン
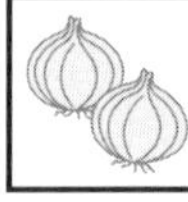 玉葱			ド	シ	ヤ	高菜	タ	カ	ナ	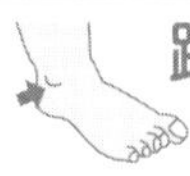 踝		
			ウ	バ	土砂 乳母	ク	ル	ブ	シ			

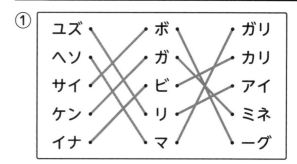

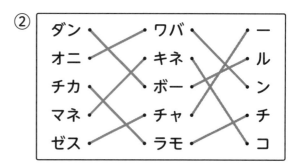

11日目 言葉つなぎ

①

ユズ	ボ	ガリ
ヘソ	ガ	カリ
サイ	ビ	アイ
ケン	リ	ミネ
イナ	マ	ーグ

ユズリアイ（譲り合い）
ヘソマガリ（へそ曲がり）
サイボーグ
ケンガミネ（剣が峰）
イナビカリ（稲光）

②

ダン	ワバ	ー
オニ	キネ	ル
チカ	ボー	ン
マネ	チャ	チ
ゼス	ラモ	コ

ダンボール（段ボール）
オニワバン（御庭番）
チカラモチ（力持ち）
マネキネコ（招き猫）
ゼスチャー

12日目 ピース塗り絵

ペンギン

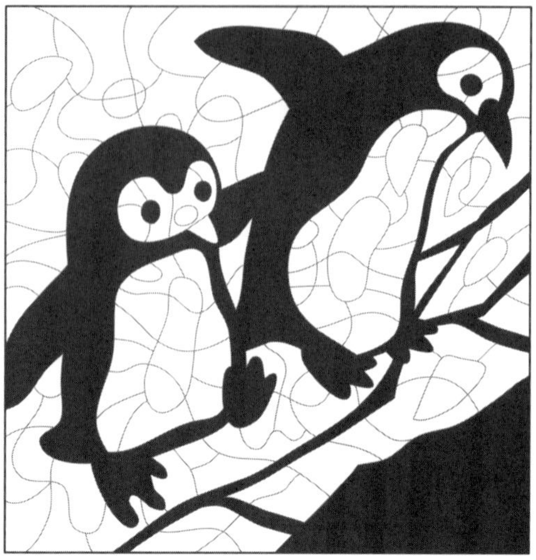

17日目 穴埋めしりとり

①
はなふぶき
（花吹雪）
↓
きょくげい
（曲芸）
↓
いきじびき
（生き字引）
↓
きせいふく
（既製服）
↓
くびったけ
（首ったけ）
↓
けたはずれ
（桁外れ）

②
くらすめーと
（クラスメート）
↓
とうへんぼく
（唐変木）
↓
くやしなみだ
（悔し涙）
↓
だいやもんど
（ダイヤモンド）
↓
どろぼうねこ
（泥棒猫）
↓
こどもだまし
（子供騙し）

18日目 重ねてタイル

B・C・E

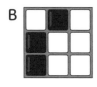

B

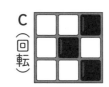

C
（回転）

E

19日目 まちがい探し

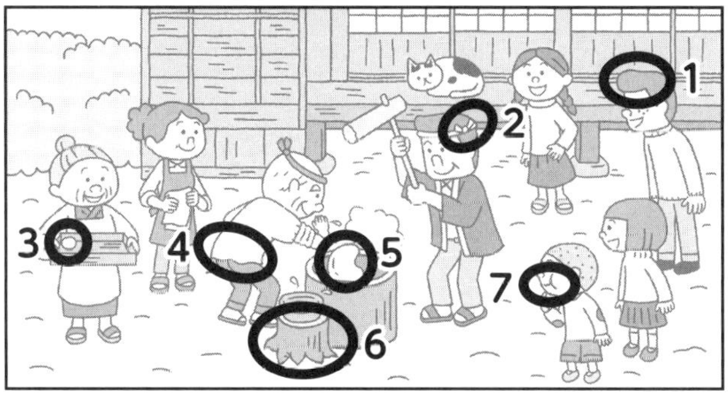

【まちがい箇所】
（1）前髪の形が違う　（2）結び目の位置が違う
（3）餅が入っている　（4）裾が出ている
（5）餅の形が違う　（6）切り株になっている
（7）口が閉じている

15日目 記憶合わせ&計算

【B】計算の解答
① 2+8=10
② 5×3=15
③ 9+15=24
④ 6−4=2
⑤ 20+6=26
⑥ 40÷5=8
⑦ 17−9=8
⑧ 7×9=63
⑨ 13+16=29

正答数は計算の正解数ではなく、
【C】の覚えていた絵の数を記入してください。

16日目 マッチ棒計算

① 8−6=2

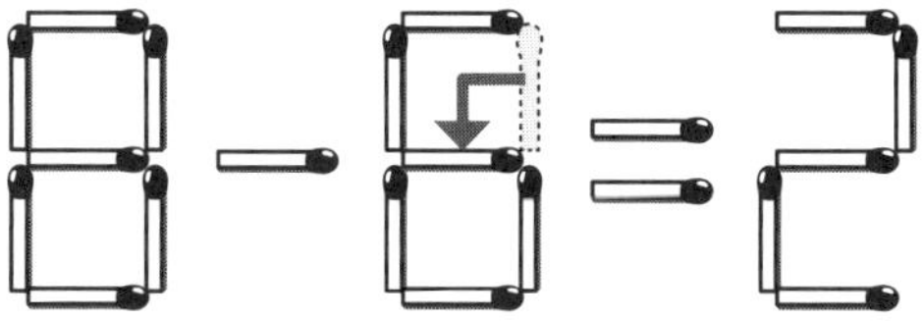

② 9+6=5×3

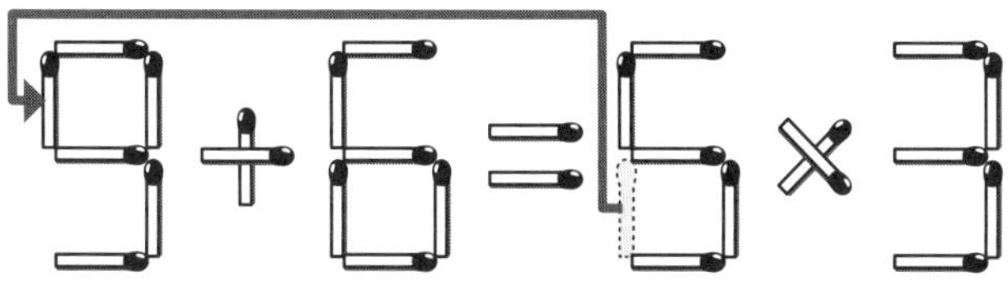

22日目 並べ替え熟語作り

① 導火線
② 所番地
③ 水晶玉
④ 異口同音
⑤ 朝三暮四
⑥ 赤道直下

23日目 ワンペア探し

① 肘

耳	腕	肩	胸	歯	睫
手	肘	踵	瞳	眼	口
頬	膝	目	尻	頭	腹
喉	背	鼻	脛	首	足
眉	唇	股	肘	毛	腿
爪	瞼	指	腰	額	舌

② ド

ラ	ヌ	ポ	ヰ	ミ	コ
ウ	ズ	チ	タ	ド	ハ
ロ	キ	ユ	モ	リ	ケ
プ	メ	ノ	レ	ピ	ヱ
ム	ク	ネ	ヲ	ヨ	シ
ニ	ド	セ	ル	ス	テ

③ 410

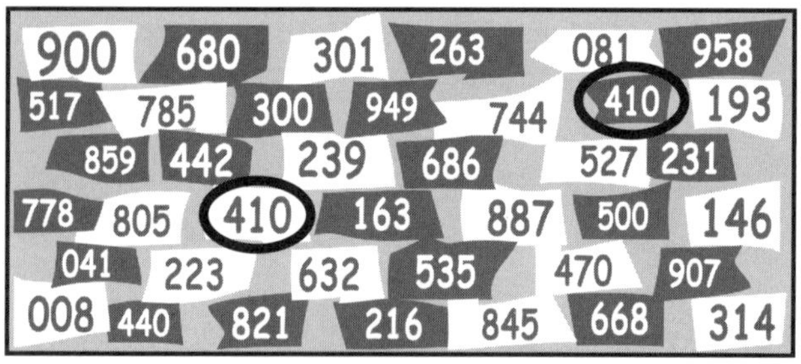

24日目 バラバラ二字熟語

① 封筒
② 葉書
③ 消印
④ 挨拶
⑤ 速達
⑥ 拝啓
⑦ 追伸
⑧ 恋文
⑨ 切手

20日目 ナンバークロスワード

1 ミ	2 ソ	3 シ	4 ル	■	5 ト	3 シ	3 シ	6 タ
1 ミ	■	6 タ	7 イ	2 ソ	8 ウ	■	9 カ	7 イ
9 カ	7 イ	3 シ	■	8 ウ	10 キ	11 ヨ	12 エ	■
10 キ	10 キ	1 ミ	1 ミ	■	11 ヨ	8 ウ	3 シ	11 ヨ
■	13 ガ	■	13 ガ	11 ヨ	8 ウ	3 シ	■	8 ウ
6 タ	7 イ	5 ト	4 ル	■	12 エ	10 キ	6 タ	7 イ
7 イ	■	13 ガ	■	6 タ	10 キ	■	6 タ	■
12 エ	7 イ	10 キ	11 ヨ	8 ウ	■	6 タ	9 カ	1 ミ
10 キ	5 ト	■	9 カ	12 エ	4 ル	■	7 イ	2 ソ

数字⇔文字対応表

1	2	3	4	5	6	7	8	9
ミ	ソ	シ	ル	ト	タ	イ	ウ	カ

10	11	12	13
キ	ヨ	エ	ガ

21日目 マーク計算

100
（17+25+8+4+20+11+7+8=100）

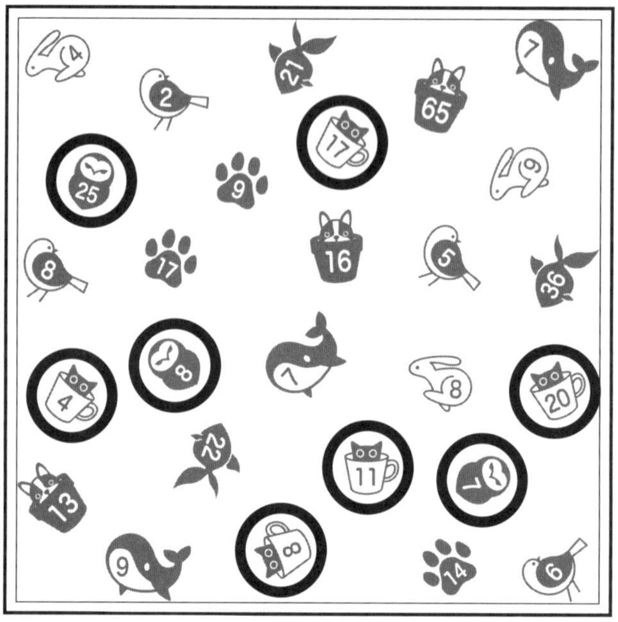

28日目 ピース塗り絵

ツバキ

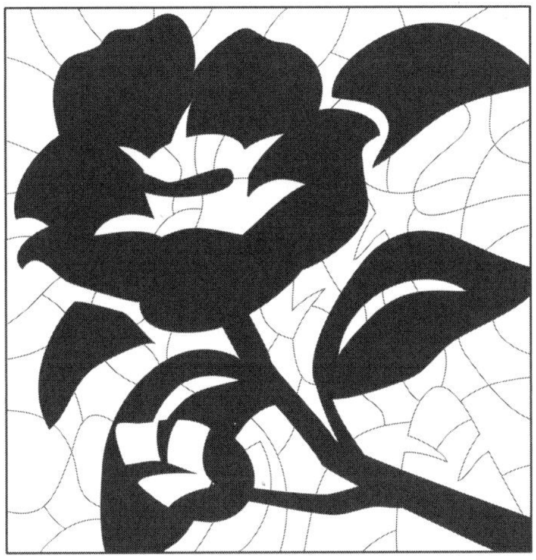

29日目 熟語しりとり迷路

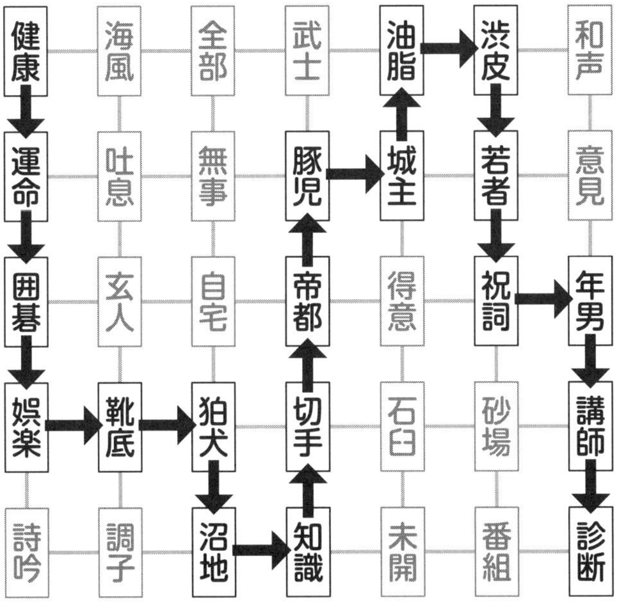

30日目 イラストジグソー

C・H・L

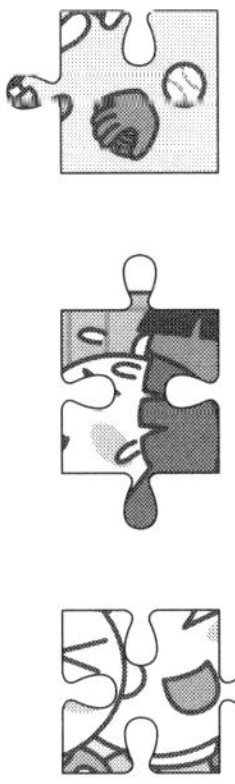

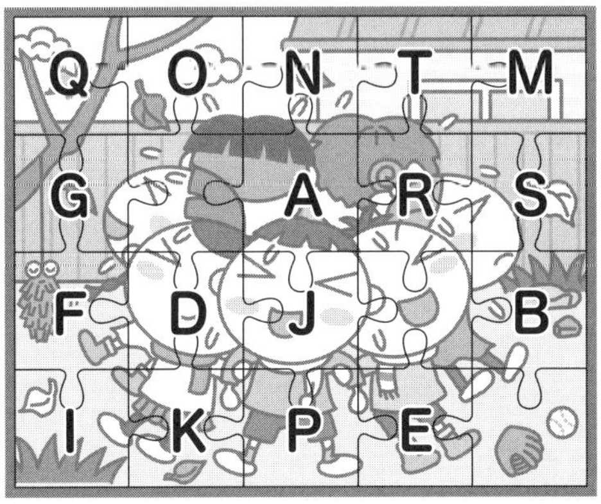

25日目 6×6ナンプレ

①

1	2	5	4	3	6
3	4	6	5	2	1
2	5	3	6	1	4
4	6	1	2	5	3
5	3	4	1	6	2
6	1	2	3	4	5

②

3	1	5	6	4	2
6	4	2	3	5	1
1	2	6	4	3	5
4	5	3	1	2	6
5	6	4	2	1	3
2	3	1	5	6	4

26日目 時計計算

① 3時39分　② 8時11分

③ 13時52分　④ 2時10分

27日目 言葉つなぎ

①

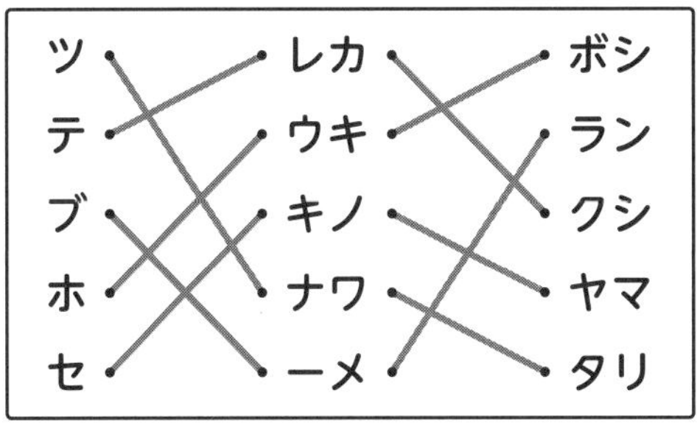

ツナワタリ（綱渡り）

テレカクシ（照れ隠し）

ブーメラン

ホウキボシ（箒星）

セキノヤマ（関の山）

②

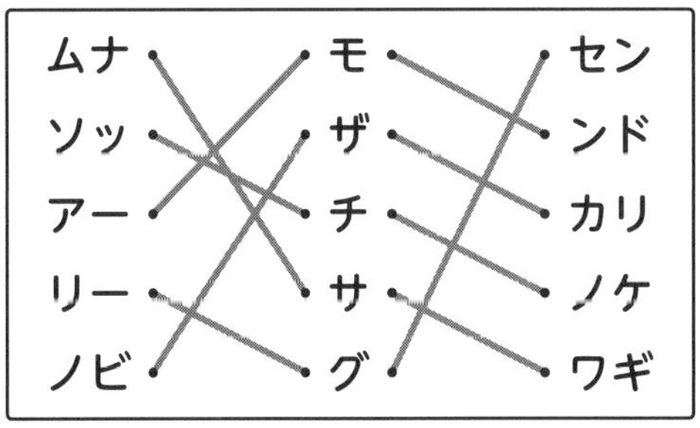

ムナサワギ（胸騒ぎ）

ソッチノケ（そっちのけ）

アーモンド

リーグセン（リーグ戦）

ノビザカリ（伸び盛り）

33日目 穴埋めしりとり

①
さんどがさ
（三度笠）
↓
さがしもの
（探し物）
↓
のらしごと
（野良仕事）
↓
としのいち
（歳の市）
↓
ちょこざい
（猪口才）
↓
いきのこり
（生き残り）

②
なたねあぶら
（菜種油）
↓
らんぼうもの
（乱暴者）
↓
のりものよい
（乗り物酔い）
↓
いかつりぶね
（烏賊釣り船）
↓
ねみみにみず
（寝耳に水）
↓
ずがこうさく
（図画工作）

34日目 重ねてタイル

A・C・E

A（回転）

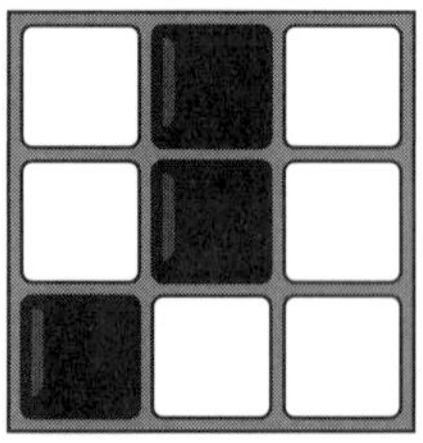

C

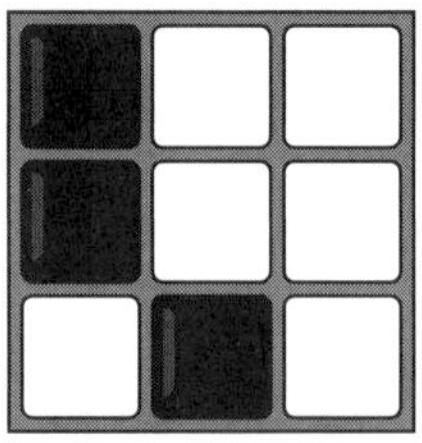

E

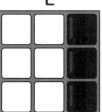

31日目 アロークロスワード

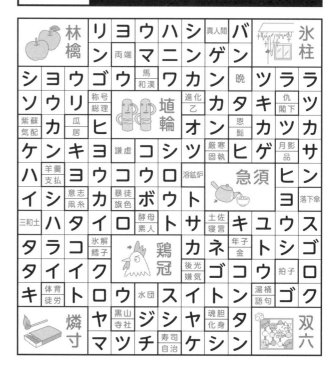

林檎			リ	ヨ	ウ	ハ	シ	真人間	バ	氷柱		
			ン	両端	マ	ニ	ン	ゲ	ン			
シ	ヨ	ウ	ゴ	ウ	馬／和漢	ワ	カ	ン	晩	ツ	ラ	ラ
ソ	ウ	リ	称号／総理	埴輪			進化／乙	カ	タ	キ	仇／閣下	ツ
紫蘇／気配	カ	瓜／居	ヒ				オ	ン	恩／髭	カ	ツ	カ
ケ	ン	キ	ヨ	謙虚	コ	シ	ツ	厳寒／固執	ヒ	ゲ	月影／品	サ
ハ	羊羹／支払	ヨ	ウ	コ	ウ	ロ	溶鉱炉	急須			ヒ	ン
イ	シ	意志／凧糸	カ	暴徒／旗色	ボ	ウ	ト				ヨ	落下傘
三和土	ハ	タ	イ	ロ	酵母／素人	ト	サ	土佐／寝言	キ	ユ	ウ	ス
タ	ラ	コ	氷解／鱈子	鶏冠			カ	ネ	年子／金	ト	シ	ゴ
タ	イ	イ	ク				後光／嫌気	ゴ	コ	ウ	拍子	ロ
キ	体育／徒労	ト	ロ	ウ	水団	ス	イ	ト	ン	湯桶／語句	ゴ	ク
燐寸			ヤ	黒山／寺社	ジ	シ	ヤ	魂胆／化身	タ	双六		
			マ	ツ	チ	寿司／自治	ケ	シ	ン			

32日目 マッチ棒計算

① 3×6=18

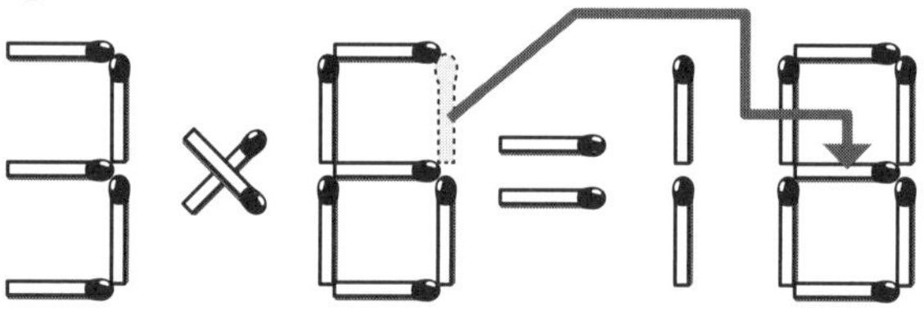

② 6−2=3+1

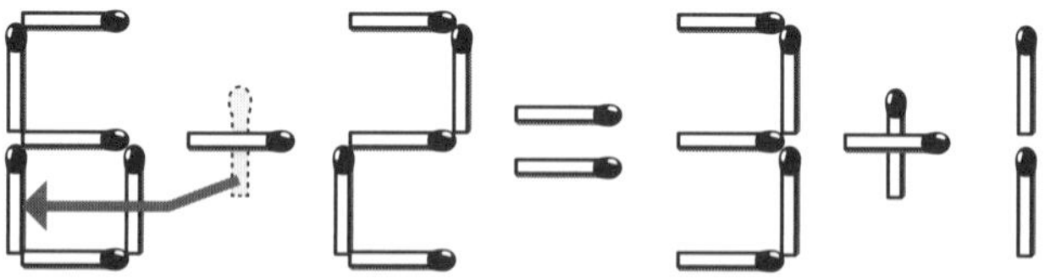

37日目 マーク計算

92
（2+25+5+13+7+14+22+4=92）

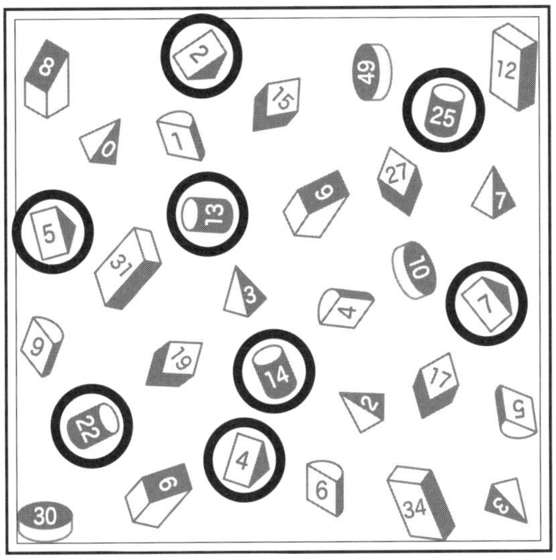

38日目 並べ替え熟語作り

① 散歩道
② 伝書鳩
③ 大黒柱
④ 事実無根
⑤ 言語道断
⑥ 一般大衆

39日目 ワンペア探し

① 22

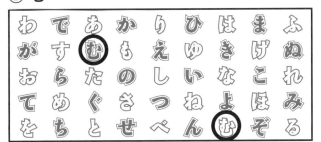

28	86	34	23	11	90
59	14	51	21	85	61
47	38	24	99	62	22
70	49	75	35	15	88
95	22	46	20	73	17
84	52	76	10	79	64

② 蜜

麦	芋	醤	椒	甘	馬
黍	蜜	葉	苦	酪	鶏
卵	果	米	魚	辛	酢
豆	菜	瓜	噌	油	牛
粟	旨	乳	羊	糖	根
蜜	醂	茸	酒	塩	酸

③ む

わ	で	あ	か	り	ひ	は	ま	ふ
が	す	む	も	え	ゆ	き	げ	ぬ
お	ら	た	の	し	い	な	こ	れ
て	め	ぐ	さ	つ	ね	よ	ほ	み
を	ち	と	せ	べ	ん	む	ぞ	る

35日目 まちがい探し

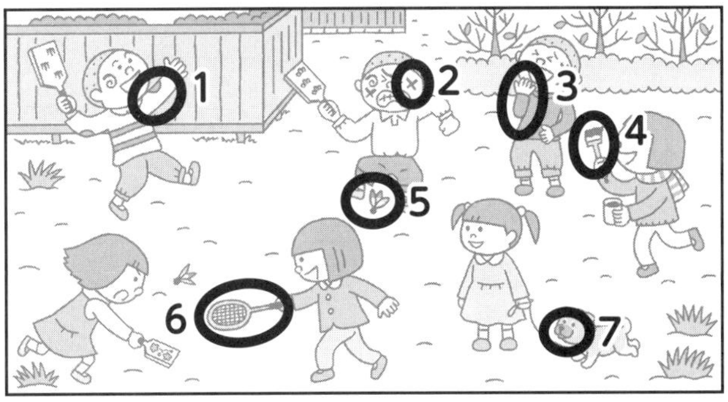

【まちがい箇所】
（1）肘当ての位置が違う
（2）×になっている
（3）手の位置が違う
（4）刷毛になっている
（5）羽根の位置が違う
（6）ラケットになっている
（7）口の形が違う

36日目 ナンバークロスワード

1 サ	2 ト	3 ヤ	4 マ	■	4 マ	4 マ	5 カ	6 リ
1 サ	■	4 マ	4 マ	7 ゴ	2 ト	■	8 コ	9 ン
10 イ	1 サ	10 イ	■	11 ウ	9 ン	12 ド	11 ウ	■
■	9 ン	■	10 イ	5 カ	■	11 ウ	■	5 カ
5 カ	4 マ	2 ト	2 ト	■	1 サ	1 サ	3 ヤ	5 カ
6 リ	■	2 ト	4 マ	12 ド	10 イ	■	4 マ	6 リ
■	8 コ	11 ウ	7 ゴ	■	7 ゴ	11 ウ	7 ゴ	■
1 サ	9 ン	■	10 イ	12 ド	■	8 コ	3 ヤ	4 マ
3 ヤ	3 ヤ	8 コ	■	4 マ	6 リ	9 ン	■	12 ド

数字⇔文字対応表

1	2	3	4	5	6	7	8	9	10	11	12
サ	ト	ヤ	マ	カ	リ	ゴ	コ	ン	イ	ウ	ド

43日目 言葉つなぎ

①

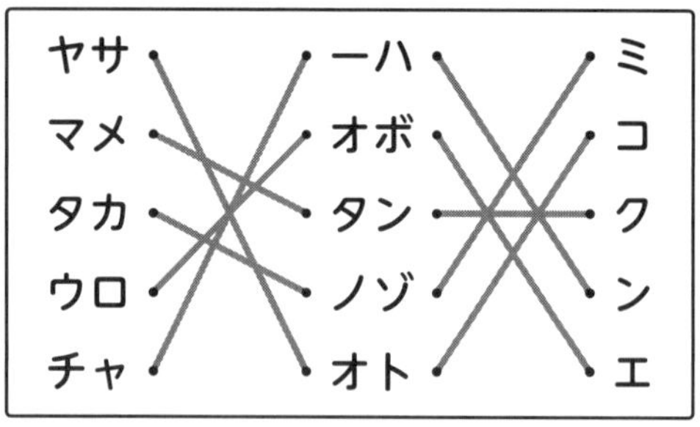

ヤサオトコ（優男）
マメタンク（豆タンク）
タカノゾミ（高望み）
ウロオボエ（うろ覚え）
チャーハン（炒飯）

②

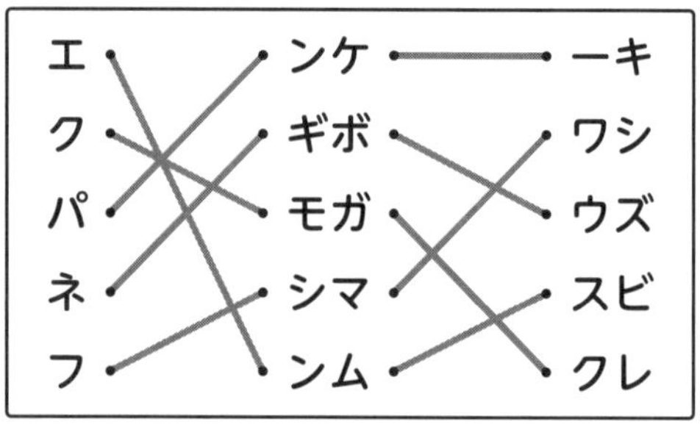

エンムスビ（縁結び）
クモガクレ（雲隠れ）
パンケーキ
ネギボウズ（葱坊主）
フシマワシ（節回し）

44日目 ピース塗り絵

リス（シマリス）

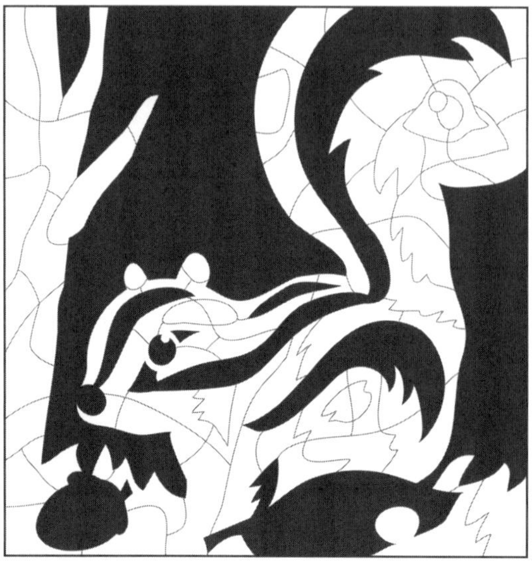

40日目 バラバラ二字熟語

① 初詣
② 鏡餅
③ 年賀
④ 福袋
⑤ 雑煮
⑥ 歌会
⑦ 門松
⑧ 宝船
⑨ 独楽

41日目 6×6ナンプレ

①

5	6	1	3	2	4
4	3	2	6	1	5
2	1	4	5	6	3
3	5	6	2	4	1
1	2	5	4	3	6
6	4	3	1	5	2

②

3	4	6	2	5	1
1	2	5	4	3	6
2	3	4	1	6	5
5	6	1	3	2	4
6	1	2	5	4	3
4	5	3	6	1	2

42日目 時計計算

① 2時58分
② 11時30分
③ 23時20分
④ 1時12分

48日目 アロークロスワード

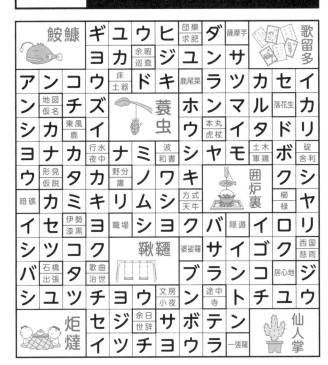

[鮟鱇]			ギ	ユ	ウ	ヒ	団欒/求肥	ダ	薩摩芋	[歌留多]		
			ヨ	カ	余暇/巡査	ジ	ユ	ン	サ			
ア	ン	コ	ウ	床/土器	ド	キ	鹿尾菜	ラ	ツ	カ	セ	イ
ン	地図/仮名	チ	ズ	[蓑虫]			ホ	ン	マ	ル	落花生	カ
シ	カ	東風/鹿	イ				ウ	本丸/虎杖	イ	タ	ド	リ
ヨ	ナ	カ	行水/夜中	ナ	ミ	波/和書	シ	ヤ	モ	土木/軍鶏	ボ	碇/舎利
ウ	形見/仮説	タ	カ	野分/鷹	ノ	ワ	キ	[囲炉裏]			ク	シ
暗礁	カ	ミ	キ	リ	ム	シ	方式/天牛				櫛/禄	ヤ
イ	セ	伊勢/漆黒	ヨ	職場	シ	ヨ	ク	バ	隠遁	イ	ロ	リ
シ	ツ	コ	ク	[鞦韆]			婆娑羅	サ	イ	ゴ	ク	西国/慈雨
バ	石橋/出張	タ	歌曲/治世				ブ	ラ	ン	コ	居心地	ジ
シ	ユ	ツ	チ	ヨ	ウ	文房/小夜	ン	途中/寺	ト	チ	ユ	ウ
[炬燵]			セ	ジ	余日/世辞	サ	ボ	テ	ン	[仙人掌]		
			イ	ツ	チ	ヨ	ウ	ラ	一張羅			

49日目 マッチ棒計算

① 9+6=15

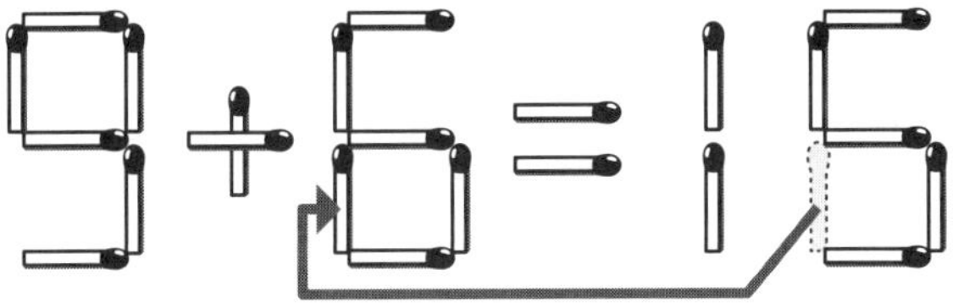

② 1+9=9+1

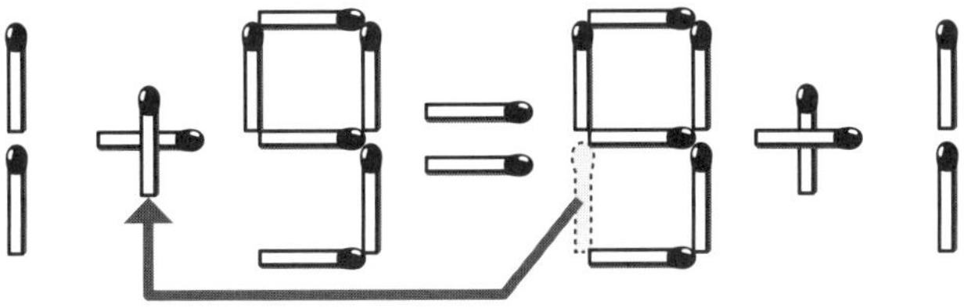

45日目 記憶合わせ&計算

【B】計算の解答

① 7+11=18　② 13×2=26

③ 5+17=22　④ 8−6=2

⑤ 6+19=25　⑥ 20÷4=5

⑦ 15−8=7　⑧ 9×4=36

⑨ 15+18=33

正答数は計算の正解数ではなく、
【C】の覚えていた絵の数を記入してください。

46日目 熟語しりとり迷路

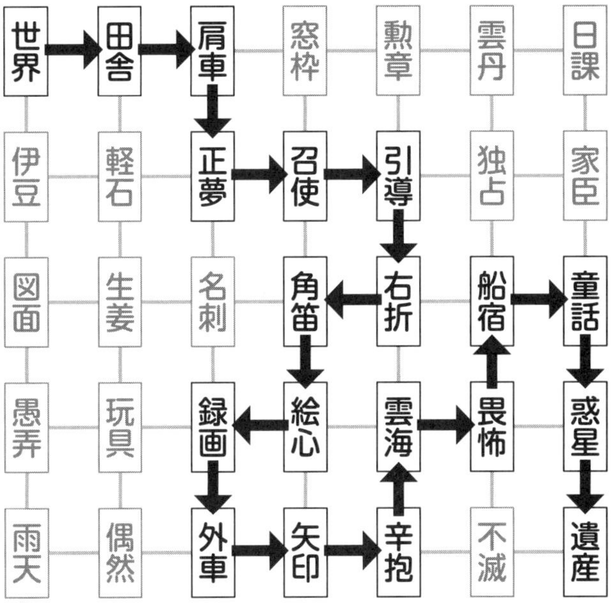

47日目 イラストジグソー

G・O・S

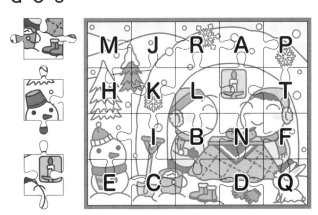

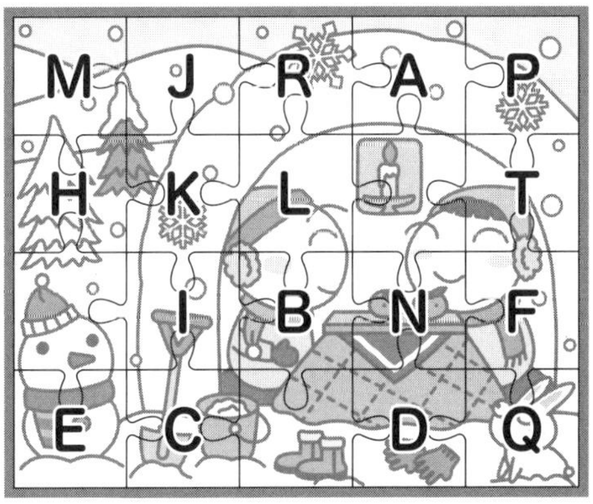

52日目 まちがい探し

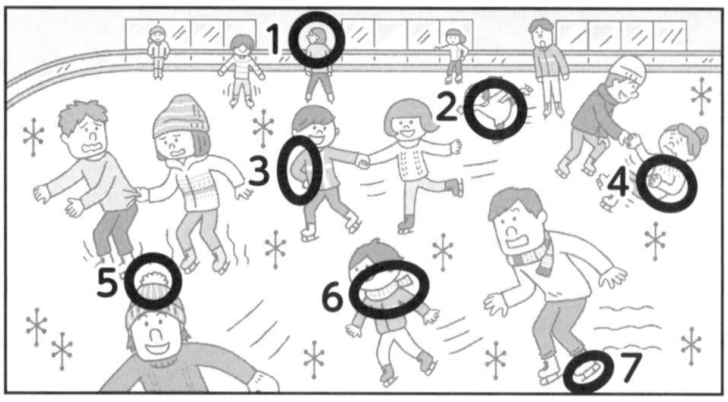

【まちがい箇所】
(1) 顔の向きが違う
(2) 服が違う
(3) 右手の位置が違う
(4) 左手の位置が違う
(5) ポンポンがついている
(6) マフラーをしている
(7) スケート靴のブレードの向きが違う

53日目 ナンバークロスワード

1フ	2レ	3ア	4イ	■	5カ	4イ	6タ	4イ
5カ	■	2レ	7ン	3ア	4イ	■	4イ	6タ
5カ	8セ	4イ	1フ	■	9キ	10シ	5カ	7ン
4イ	7ン	■	2レ	4イ	8セ	7ン	■	10シ
■	8セ	9キ	■	3ア	7ン	8セ	4イ	■
4イ	4イ	7ン	5カ	4イ	■	4イ	9キ	9キ
6タ	■	5カ	4イ	■	9キ	9キ	5カ	7ン
9キ	1フ	■	10シ	2レ	7ン	■	6タ	10シ
2レ	9キ	8セ	7ン	■	9キ	2レ	■	7ン

数字⇔文字対応表

1	2	3	4	5	6	7	8	9	10
フ	レ	ア	イ	カ	タ	ン	セ	キ	シ

50日目 穴埋めしりとり

①
まんとひひ
(マントヒヒ)
↓
ひざこぞう
(膝小僧)
↓
うさぎとび
(兎跳び)
↓
びていこつ
(尾てい骨)
↓
つるしぎり
(吊るし切り)
↓
りさいたる
(リサイタル)

②
びんぼうくじ
(貧乏籤)
↓
じょうかまち
(城下町)
↓
ちからしごと
(力仕事)
↓
とろりーばす
(トロリーバス)
↓
すいじょうき
(水蒸気)
↓
きゃらくたー
(キャラクター)

51日目 重ねてタイル

A・B・D

A (回転)

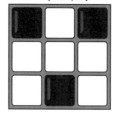

B

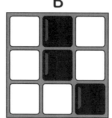

D

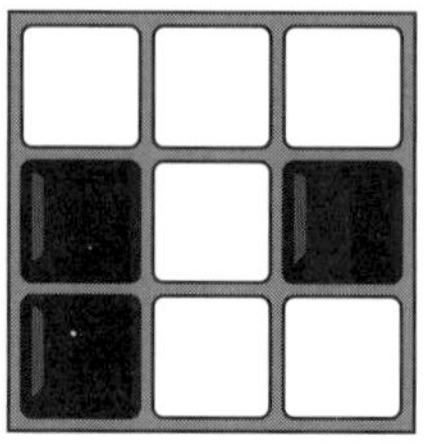

57日目 バラバラ二字熟語

① 鎌倉
② 室町
③ 戦国
④ 石器
⑤ 縄文
⑥ 弥生
⑦ 明治
⑧ 平安
⑨ 江戸

58日目 6×6ナンプレ

①

1	5	6	4	2	3
4	2	3	1	6	5
5	4	2	3	1	6
3	6	1	5	4	2
2	1	5	6	3	4
6	3	4	2	5	1

②

3	6	4	1	2	5
2	1	5	3	4	6
1	5	6	4	3	2
4	2	3	5	6	1
6	3	1	2	5	4
5	4	2	6	1	3

59日目 時計計算

① 11時57分
② 3時3分
③ 7時43分
④ 2時34分

60日目 イラストジグソー

J・Q・T

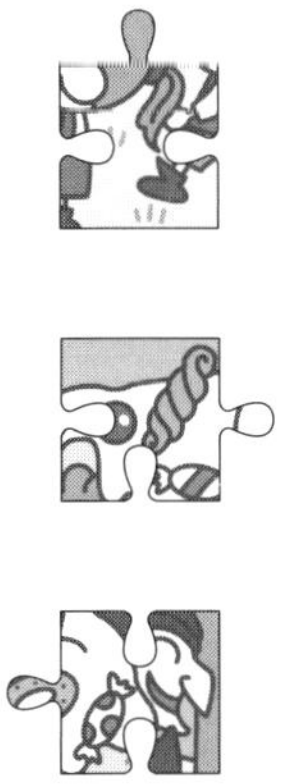

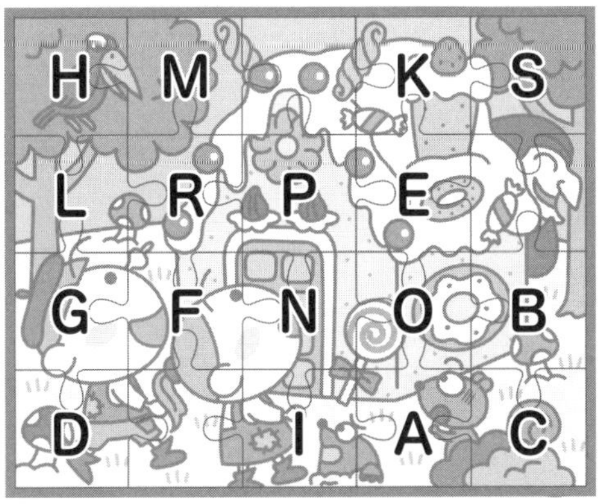

54日目 マーク計算

101
（5+35+1+6+4+8+7+9+26=101）

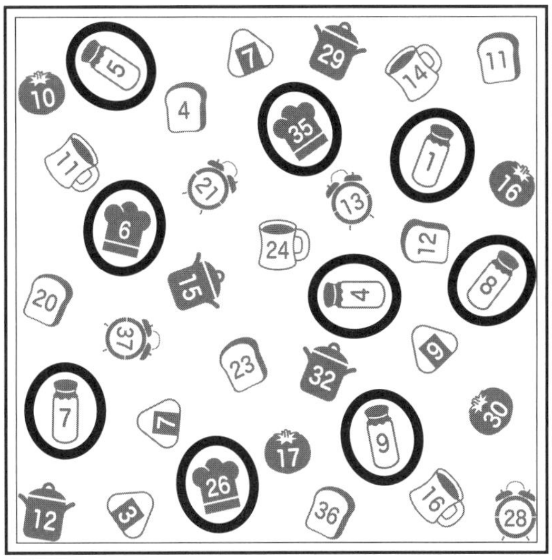

55日目 並べ替え熟語作り

① 頭文字
② 朝飯前
③ 救世主
④ 創意工夫
⑤ 日進月歩
⑥ 登場人物

56日目 ワンペア探し

① ヨ

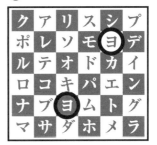

ク	ア	リ	ス	シ	プ
ポ	レ	ソ	モ	ヨ	デ
ル	テ	オ	ド	カ	イ
ロ	コ	キ	パ	エ	ン
ナ	ブ	ヨ	ム	ト	グ
マ	サ	ダ	ホ	メ	ラ

② Y

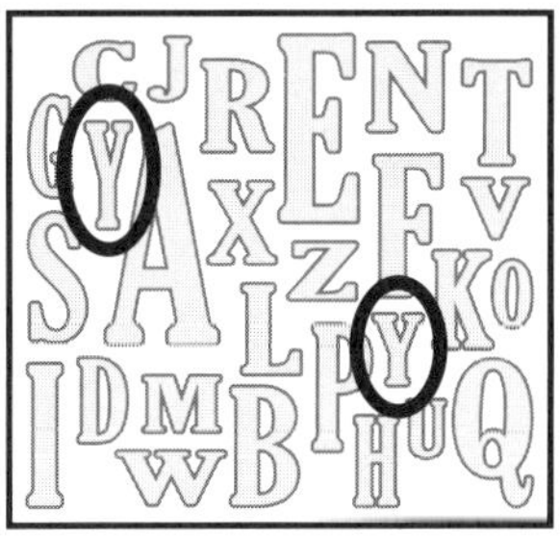

③ 茜

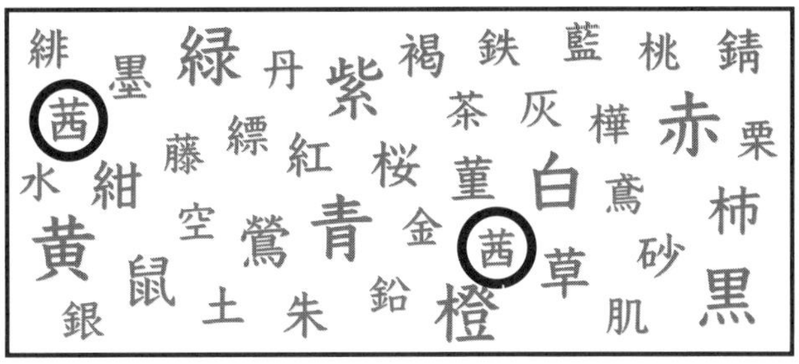

大人の脳活ドリル&
血圧をラク〜に下げる
いきいき生活60日

監修者プロフィール

浦上克哉（うらかみ・かつや）

1983年、鳥取大学医学部医学科を卒業。同大大学院の博士課程を修了し、1990年より同大の脳神経内科にて勤務。2001年4月に同大保健学科生体制御学講座環境保健学分野の教授に就任。2005年より同大の医用検査学分野病態解析学の教授を併任。2011年に日本認知症予防学会を設立、初代理事長に就任。2022年より鳥取大学医学部保健学科認知症予防学講座（寄付講座）の教授に就任し、現在に至る。日本老年精神医学会理事、日本老年学会理事、日本認知症予防学会専門医。特定非営利活動法人高齢者安全運転支援研究会理事。

参考文献・資料

『科学的に正しい認知症予防講義』（浦上克哉 著／翔泳社）
『すぐに忘れてしまう自分が怖くなったら読む本』
（浦上克哉 監修／徳間書店）
『運転脳を続けるための認知症予防』
（浦上克哉 著／JAFメディアワークス）

『名医が教える 高血圧 自力で下げる方法』（苅尾七臣 監修／扶桑社）
『高血圧 脳卒中・心筋梗塞・動脈瘤 循環器内科の名医が教える最高の治し方大全』（文響社）
『高血圧治療ガイドライン2019』
（日本高血圧学会 編／ライフサイエンス出版）
一般向け「高血圧治療ガイドライン2019」解説冊子『高血圧の話』
（特定非営利活動法人 日本高血圧学会、特定非営利活動法人 日本高血圧協会、認定特定非営利活動法人 ささえあい医療人権センターCOML 編／ライフサイエンス出版）

編集協力	キューパブリック（西脇正純・河西あゆみ）
問題制作	海山 幸　杉本幸生 ごとうみほこ　フジサワミカ
デザイン	テイクオフ
イラスト	村上智行
校正	滄流社
企画・編集	澤村尚生　小林杏菜

監修者	浦上克哉
パズル制作	キューパブリック
編集人	栃丸秀俊
発行人	倉次辰男
発行所	株式会社主婦と生活社 〒104-8357 東京都中央区京橋3-5-7 ☎03-5579-9611（編集部） ☎03-3563-5121（販売部） ☎03-3563-5125（生産部） https://www.shufu.co.jp
製版所	株式会社公栄社
印刷所	大日本印刷株式会社
製本所	共同製本株式会社

ISBN978-4-391-16102-1